AF196666

Birgit Frohn

Reflexzonen-
massage

Sanfte Selbstheilung
von Kopf bis Fuß

Haben Sie Fragen an den Verlag?
Anregungen zum Buch?
Erfahrungen, die Sie mit anderen teilen möchten?

Nutzen Sie unsere sozialen Netzwerke:
www.mankau-verlag.de

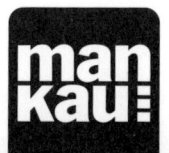

Bibliografische Information der Deutschen Nationalbibliothek
Die Deutsche Nationalbibliothek verzeichnet diese Publikation in der
Deutschen Nationalbibliografie; detaillierte bibliografische Daten sind im
Internet über http://dnb.d-nb.de abrufbar.

Birgit Frohn
Reflexzonenmassage
Sanfte Selbstheilung von Kopf bis Fuß
3. Aufl. 2022 (1. Aufl. 2014, 2. Aufl. 2017)
ISBN 978-3-86374-147-1

Mankau Verlag GmbH
D – 82418 Murnau a. Staffelsee
Im Netz: www.mankau-verlag.de
Soziale Netzwerke: www.mankau-verlag.de/forum

Lektorat: Ursula Klocker, München
Endkorrektorat: Susanne Langer-Joffroy M. A., Germering
Umschlag: Andrea Barth, Guter Punkt GmbH & Co. KG, München
Layout Innenteil: Sebastian Herzig, Mankau Verlag GmbH
Fotos Innenteil: Dirk Bielenberg, Hamburg
Druck: Druckerei C. H. Beck, Nördlingen
Energ. Beratung: Gerhard Albustin, Raum & Form, Winhöring

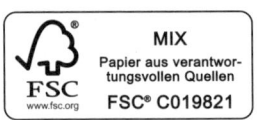

Inhalt

Vorwort

Wie reagieren Sie, wenn Sie sich wehgetan, beispielsweise gestoßen haben? Mit größter Wahrscheinlichkeit legen Sie eine Hand auf die betroffene Stelle und drücken oder reiben diese. Das Wissen um die heilende Kraft unserer Hände ist uralt und gewissermaßen in unserem „Urinstinkt" verankert. Die Hände fanden deshalb schon sehr früh in der Menschheitsgeschichte Eingang in das Repertoire der Heilkundigen – alle alten Medizintraditionen kannten und nutzten sie als therapeutisches Mittel. Und daran hat sich bis heute zum Glück auch nichts geändert.

Was in Gestalt von Massagen und heilsamen Berührungen seit Jahrtausenden zum Einsatz kam, wurde im Laufe der Zeit verfeinert und in Form von unterschiedlichen Behandlungsverfahren vervollkommnet. Eines dieser Verfahren ist die Massage der Reflexzonen. Diese sehr wirksame Therapiemethode kann auf eine lange Tradition zurückblicken. Das fundierte Konzept, das ihr heute zugrunde liegt, entstand allerdings erst im letzten Jahrhundert, als Ärzte wie Dr. William Fitzgerald und Sir Henry Head die reflektorischen Zusammenhänge erkannten und entsprechende Therapien entwickelten. Dank dieser Vorreiter haben wir heute eine wirkungsvolle Behandlung „zur Hand", mit der sich die Gesundheit „in die Hand nehmen" lässt – und das im jeweils doppelten Wortsinn.

Das Schöne an der Massage der Reflexzonen unseres Körpers ist, dass sie die Gesundheit sanft und umfassend pflegt und

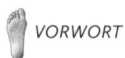

dabei einfach anzuwenden ist: Ohne große Vorkenntnisse und Hilfsmittel kann sie von jedem und jederzeit ausgeführt werden. Nicht von ungefähr gewinnt diese Behandlungsmethode immer mehr Anhänger.

Ein weiterer Pluspunkt ist, dass der Fokus der Reflexzonenmassage auf der Gesundheitsvorsorge liegt. Weil sie den Energiefluss im Körper sowie die Funktionen von Organen, Drüsen und Hormonen ausgleicht und schädliche Spannungen sowie Stressreaktionen abbaut, trägt sie nachhaltig zur Anregung der Selbstheilungskräfte bei. Auf diese Weise kann die Massage der Reflexzonen vielen Störungen des Befindens wirksam vorbeugen. Neben der Vorsorge hat die Reflexzonenmassage aber auch die Heilung im Visier und bewährt sich bei der unterstützenden Behandlung von leichteren Beschwerden.

Erfahren Sie aus diesem Buch Wissenswertes zu Geschichte, Grundlagen und Konzepten der Reflexzonenmassage. Lernen Sie die bekanntesten und am häufigsten behandelten Reflexzonen des menschlichen Körpers kennen und finden Sie heraus, wie Sie mit einem Grundprogramm oder gezielten Massagen Ihr Wohlbefinden erhalten oder spezielle Beschwerden lindern können.

Ich wünsche allen Lesern dieses Buches hilfreiche Erkenntnisse zur Pflege der Gesundheit und viel Freude bei der Lektüre. Vor allem aber eines: Bleiben oder werden Sie gesund!

Birgit Frohn, Mai 2014

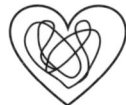

Sanft und dabei hoch wirksam

In den letzten Jahrzehnten erfreut sich die Reflexzonenmassage zunehmender Beliebtheit als sanfte und überaus bewährte Methode zur Behandlung zahlloser Gesundheitsstörungen und zur Schmerztherapie. Das hat seine guten Gründe. Denn die Reflexzonenmassage kann ohne weitere Hilfsmittel überall und jederzeit von jedem selbst angewendet werden: ob zur gezielten Therapie von Beschwerden und Schmerzzuständen, zur Anregung der Selbstheilungskräfte des Körpers, zum Abbau stressbedingter Spannungszustände oder aber zur allgemeinen Harmonisierung der Energieabläufe im Organismus.

Besonders wirkungsvoll erweist sich die Massage der Reflex-zonen bei chronischen und psychosomatisch bedingten Be-schwerden. Bei jenen Störungen der Gesundheit also, bei de-nen die moderne Schulmedizin häufig an ihre Grenzen stößt.

Wegen ihrer hohen Wirksamkeit und der vielfältigen An-wendungsbereiche hat sich die Reflexzonenmassage als fun-dierte Heilmethode etabliert, die inzwischen unter Medizi-nern und Therapeuten einen großen Stellenwert erlangt hat. Ihre Bedeutung für das Gesundheitssystem wird zukünftig noch steigen – nicht nur als vorbeugende Maßnahme zur Pflege der Gesundheit, sondern auch als ganzheitlich wirksa-me Behandlung bereits bestehender Gesundheitsstörungen.

Selbstheilung anregen

Die große Bedeutung der Reflexzonenmassage liegt vor allem in der Gesundheitsvorsorge: Indem sie den Energiefluss im Körper harmonisiert, die Funktionen von Organen und Drüsen normalisiert, Spannungen abbaut und Stressreaktionen ausgleicht, aktiviert sie intensiv die Selbstheilungskräfte und kann so vielen gesundheitlichen Störungen wirksam vorbeugen. Denn ebenso wie bei der chinesischen Druckpunktmassage, der Akupressur, auf der die Reflexzonentherapie in ihren Grundzügen basiert, ist es stets ein Anliegen, Krankheiten vorzubeugen, anstatt sie kurieren zu müssen.

Dieser primär vorbeugende Aspekt soll jedoch nicht implizieren, dass die Massage der Reflexzonen überwiegend der Verhütung von Krankheiten dient. Weit gefehlt: Mit dieser Heilmethode lassen sich auch zahlreiche, bereits bestehende Beschwerden im körperlichen, geistigen und seelischen Bereich lindern und in den meisten Fällen sogar deutlich bessern. Dies gilt insbesondere für jene Störungen des Befindens, deren Ursachen in einer Disharmonie der Lebenskräfte, der Energien eines Menschen, zu suchen sind – beispielsweise dauerhafte Schlafstörungen, Spannungskopfschmerzen, depressive Verstimmungen und Angstzustände.

Als besonders wirkungsvoll erweist sich bei derartigen Beschwerden die Behandlung der Reflexzonen am Ohr. Denn über die Massage der Ohrreflexzonen, die in diesem Buch ebenfalls ausführlich dargestellt ist (ab S. 144), kann direkt auf die seelisch-geistige Ebene eingewirkt und das psychische Befinden harmonisiert werden. Die vielen Erfolge bei Krankheiten, bei denen die moderne Schulmedizin an ihre Grenzen stößt, legen ein sehr eindrucksvolles Zeugnis von den umfassenden Heilwirkungen der Reflexzonenmassage ab.

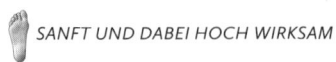

Vorbeugen statt kurieren

„Eine Krankheit zu heilen, die schon existiert, ist, als ob man einen Brunnen gräbt, nachdem man Durst bekommen hat." Dies besagt ein altes chinesisches Sprichwort. Und so galten im Reich der Mitte auch nicht jene Ärzte als die besten, die am meisten Patienten hatten, sondern jene, welche die meisten gesunden Menschen betreuten.

Als bestes und einfachstes Mittel zur Erhaltung der Gesundheit galt und gilt die Harmonisierung der Lebensenergien, so wie es die Akupressur, aber auch die Reflexzonenmassage vorsieht. Entsprechend bietet sich die Massage der Reflexzonen zur Gesundheitsvorsorge an, da sie die Selbstheilungskräfte des Körpers mobilisiert und so alle wichtigen Voraussetzungen für körperliches, geistiges und seelisches Wohlbefinden schafft.

Dieses Buch wendet sich vor allem an all jene, welche die Verantwortung für ihre Gesundheit nicht in andere Hände legen wollen, sondern mit ihren eigenen Händen aktiv zur Förderung und Erhaltung ihres Wohlbefindens beitragen möchten. Auf den folgenden Seiten finden Sie alles, was Sie zur selbstständigen Massage der Reflexzonen wissen sollten – sowohl der an den Füßen als auch an den Händen und an den Ohren.

Den Auftakt machen Informationen zur Historie der Reflexzonenmassage und Interessantes über ihre Wirkweise.

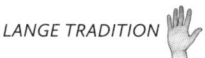

Lange Tradition

Ungeachtet kultureller Grenzen und Entwicklungsstu-
fen hatte man schon sehr früh erkannt, dass das Drücken
schmerzender Stellen Linderung verschafft. Beispielsweise
kann man noch heute weltweit beobachten, dass Menschen
jeder Altersgruppe spontan die Hand auf eine schmerzende
Stelle legen, um damit dem Schmerz zu begegnen. Selbst im
Tierreich taucht dieses Phänomen auf: Einige Tiere, wie etwa
Braunbären, Schimpansen und Orang-Utans, pressen verletz-
te Körperstellen gegen einen Baumstamm oder legen sich auf
Steine, um so Druck auf den Schmerzort auszuüben.

Eine uralte Idee

Abgesehen von solchen rein instinktiven „Behandlungen"
existierte in Indien bereits um 3000 v. Chr. ein umfangrei-
ches Wissen über die Schmerzbehandlung durch Drücken
und Massieren spezieller Körperpunkte. Nahezu zeitgleich
entwickelte sich auch im Reich der Mitte ein komplexes The-
rapiesystem, bei dem mittels gezielter Massage bestimmter
Druckpunkte heilender Einfluss auf andere Körperbereiche
und Organe genommen werden konnte: die Akupunktur und
Akupressur der Chinesen. Die Reflexzonenmassage gehört
damit zu den ältesten natürlichen Heilweisen überhaupt.

Doch nicht nur in fernöstlichen Regionen, auch im Land
der Pharaonen hatten die Heilkundigen schon lange vor Beginn unserer Zeitrechnung die Massage der Reflexzonen in
ihren Behandlungskanon aufgenommen. Dies belegt unter
anderem ein auf etwa 2300 v. Chr. datiertes Gemälde in der
Grabkammer eines altägyptischen Arztes aus dem oberägyp-

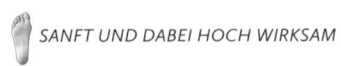

Ein „Urenkel" der Akupressur

Ungeachtet der Tatsache, dass die Reflexzonenmassage auch im Abendland schon in sehr früher Zeit Anwendung fand, nimmt man heute an, dass ihre Wiege im Reich der Mitte stand. Denn die alten Chinesen waren es vermutlich, die als Erste den Nachweis erbrachten, dass sich durch Massieren und Drücken nicht nur die lokal begrenzte Region behandeln lässt, sondern dass sich eine solche Behandlung auch auf weiter entfernt liegende Bereiche auswirkt. Sie stellten fest, dass man auf diese Weise nicht nur Schmerzen lindern, sondern auch Beschwerden der inneren Organe günstig beeinflussen und heilen kann. Vor diesem Hintergrund darf die chinesische Druckpunktmassage als „Urmutter" der Reflexzonenmassage angesehen werden.

tischen Sakkara. Es stellt die Behandlung der Reflexzonen an Händen und Füßen dar. Von der legendären ägyptischen Königin Kleopatra wiederum ist überliefert, dass sie sich regelmäßig mit Massagen den Füßen von Marcus Antonius gewidmet haben soll. Ob dies mit zu der großen Verehrung beigetragen hat, die der römische Herrscher der berühmten Masseurin entgegenbrachte, sagt uns die Geschichtsschreibung allerdings nicht.

Alte Tradition im Westen

Sehr viel weiter westlich des Nils, jenseits des Atlantiks, bediente man sich ebenfalls der Reflexzonenmassage bei verschiedensten Störungen des Befindens. Aus alten Überliefe-

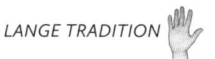

rungen geht hervor, dass viele Indianervölker Nordamerikas um reflektorische Zusammenhänge wussten und diese gezielt zur Heilung und vor allem zur Schmerzlinderung einsetzten. Nachweislich war die Massage der Reflexzonen auch den alten Inkas wohl vertraut. Sie verfeinerten die Technik zu einem ausgeklügelten Behandlungssystem.

Weiterhin war die Reflexzonentherapie auch im antiken Europa nicht unbekannt. So finden sich in den Schriften römischer Gelehrter und Heilkundiger viele Hinweise auf Behandlungsweisen, die sich exakt in die Theorie der Reflexzonen einfügen. Weniger weit zurück liegt ein historischer Bericht über einen der berühmtesten Bildhauer und Goldschmiede der Renaissance, den Florentiner Benvenuto Cellini (1500–1571). Jenen Zeilen zufolge soll dieser unter quälend starken Schmerzzuständen am gesamten Körper gelitten haben, die er durch Druck auf spezielle Punkte an Fingern und Zehen erfolgreich kuriert hat. Der Nachwelt ebenfalls überliefert sind Schriften des Leipziger Arztes Dr. Ball aus dem Jahr 1580, in denen er über die organferne Therapie von Beschwerden mittels Massage bestimmter Druckpunkte berichtet.

Vom tradierten Heilwissen zur fundierten Behandlungsmethode

Auch wenn sich die Anfänge der Reflexzonenmassage bis weit ins Altertum zurückverfolgen lassen: Die Geburtsstunde der modernen Reflexzonentherapie schlug erst mit der wissenschaftlichen Erforschung reflektorischer Zusammenhänge vor etwa 125 Jahren. Einen der wichtigsten Impulse zur Entwicklung der Reflexzonentherapie gaben die Untersuchungen über die Reaktionen des Körpers auf bestimmte Reize, welche 1904 dem russischen Wissenschaftler Ivan Pawlow (1849–1936) den Nobelpreis einbrachten. Basierend auf seinen Erkenntnissen kamen die Forscher damals auf den Gedanken, die Wirkungen von Reflexreaktionen ganz gezielt zu therapeutischen Zwecken zu nutzen.

Etwa zur gleichen Zeit führte der US-amerikanische Hals-Nasen-Ohren-Arzt Dr. William Henry Fitzgerald (1872–1942) umfassende Studien durch, die die Behandlung innerer Organe und die Schmerzlinderung mittels Drücken und Massieren bestimmter Hautareale zum Thema hatten.

Die Entwicklung der Zonentheorie

Anhand der gewonnenen Erkenntnisse und des umfangreichen medizinischen Wissens der amerikanischen Ureinwohner entwickelte Dr. Fitzgerald zu Beginn des 20. Jahrhunderts seine sogenannte „Zonentheorie" (S. 17). Dazu teilte er den Körper in zehn senkrechte Zonen ein, die jeweils in den Fingerspitzen und in den Zehen beider Füße enden. Wird innerhalb einer Zone an einer Stelle Druck ausgeübt, beeinflusst dies die komplette Zone. Bestimmte Bereiche an Füßen oder Händen sind also mit anderen Körperteilen und Organen der gleichen Zone verbunden – eine bahnbrechende Entdeckung.

Im Laufe der Jahrzehnte wurde die von Dr. Fitzgerald entwickelte Zonentherapie immer wieder überarbeitet und modifiziert. Eine Schlüsselrolle spielte dabei die US-amerikanische Masseurin Eunice Ingham: Sie hatte beobachtet, dass Spannungszustände oder erhöhte Schmerzempfindlichkeit an einem bestimmten Bereich am Fuß in nahezu allen Fällen mit einer Störung in dem nach der Zonentheorie jeweils korrespondierenden Körperteil einhergingen. Ausgehend von

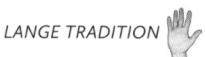

Behandlung via Fernwirkung

Dr. Fitzgerald hatte entdeckt, dass sich durch Drücken beziehungsweise Massieren bestimmter Zonen auf der Haut innere Organe positiv beeinflussen sowie Schmerzen lindern lassen. Dabei erwies es sich als vollkommen unerheblich, wie weit die behandelte Hautregion von dem Organ entfernt lag, an dem sich die Wirkungen zeigten. Den ersten Anstoß zu seinen Untersuchungen erhielt der Arzt vermutlich durch seine eigenen Patienten: Er hatte wiederholt beobachtet, dass jene, die bei operativen Eingriffen weniger empfindlich auf Schmerzen reagierten, ihre Fingerkuppen an die Armlehnen des Operationsstuhls pressten. Zwischen dem Druck auf die Fingerkuppen und der verminderten Schmerzempfindlichkeit schien also ein direkter Zusammenhang zu bestehen.

ihrer langjährigen Erfahrung übertrug Mrs Ingham in den 30er-Jahren des letzten Jahrhunderts die Körperzonentheorie auf die Füße und entwickelte so die Fußreflexzonenmassage. Sie hat sich seither millionenfach bewährt und ist zu einer fundierten und dabei einfach anwendbaren Heilmethode für gesunde und kranke Tage geworden. Das hohe Ansehen, das die Reflexzonenmassage bei Patienten und Ärzten genießt, ist das Resultat ihrer umfassenden Wirkungen.

Die Head'schen Zonen

Eine wesentliche Rolle für die Entwicklung der modernen Reflexzonenmassage spielte zudem der britische Neurologe Sir Henry Head (1861–1940). Er entdeckte im Jahr 1893, dass kranke Organe über Nerven- und Blutbahnen Veränderungen an bestimmten Hautgebieten, den Head'schen Zonen (auch Head-Zonen genannt) hervorrufen. Werden diese Zonen behandelt oder gereizt, so kann über die verbindenden Nervenbahnen auch auf die inneren Organe eingewirkt werden. Diese Erkenntnisse nutzen nicht nur die Reflexzonenmassagen, zu denen die Muskelreflexzonenmassage, die Bindegewebsmassage, die Kolon- und die Periostmassage gehören. Auch Kälte- und Wärmeanwendungen sowie die Neuraltherapie und die sogenannte Transkutane Elektrische Nervenstimulation, kurz TENS, basieren auf den Zusammenhängen, die Sir Head herausgefunden hatte. Auch in der Akupunktur, bei Shiatsu- sowie Akupressur-Behandlungen werden teilweise Head'sche Zonen aktiviert. Einer der Gründe, weshalb sich diese Therapiemethoden gut mit der Reflexzonenmassage kombinieren lassen (S. 96f.).

Über den ganzen Körper verteilt

Reflexzonen gibt es am gesamten Körper (ab Seite 27). Wohl den größten Bekanntheitsgrad haben die Hand- und Fußreflexzonen, weil sie zu diagnostischen wie therapeutischen Zwecken am meisten genutzt werden. Die Beschaffenheit und Stellung der Finger und Zehen ermöglicht nämlich wichtige Aussagen über angeborene organische Schwachbereiche und seelisch-geistige Qualitäten der betreffenden Person.
Neben jenen an den Füßen und Händen wurden noch rund dreißig weitere Reflexzonensysteme auf unserer Hautoberfläche ausfindig gemacht. So verfügen Schädel, Gesicht, Gaumen und Zunge über Reflexzonen, ebenso wie Ohren, Rücken und sogar Schienbeine. Sie sind allesamt ebenso für unser Wohlbefinden bedeutsam.

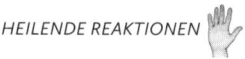

Heilende Reaktionen

Der heilsame Effekt von Reflexzonenmassagen bleibt nicht nur auf die direkt behandelte Körperstelle beschränkt, sondern kann auch weiter entfernt liegende Regionen beeinflussen. Denn das intensive Streichen mit den Fingerkuppen übt einen Reiz auf das Unterhautbindegewebe aus, wodurch die den massierten Bereichen zugeordneten Organe reflektorisch beeinflusst werden können. Diese Fernwirkung stellt die Basis der Reflexzonenmassage dar, die Sie zur Gesundheitsvorsorge sowie zur unterstützenden Behandlung von einfachen Beschwerden mit großem Gewinn selbst anwenden können.

Warum Berührung heilen kann

Die Massage der Reflexzonen bewirkt über energetische Verbindungen bestimmte heilende Reaktionen in den ihnen jeweils zugeordneten Körperteilen. Es handelt sich also nicht um eine mechanische „Reparatur" von außen, sondern um das Harmonisieren beziehungsweise Regulieren körpereigener Energien – also um die Aktivierung der Selbstheilungskräfte. Vor diesem Hintergrund lässt sich die Reflexzonenmassage auch als Regulationstherapie verstehen.

Was dabei im Einzelnen vor sich geht und wie die heilsamen „Informationen" von den behandelten Zonen aus zu ihren Zielorten finden, ist leider noch nicht vollständig geklärt. Um den Wirkmechanismus der Reflexzonenmassage in allen Einzelheiten erläutern zu können, ist noch einige Forschungsarbeit erforderlich.

Es existieren jedoch verschiedene Theorien, die den großen therapeutischen Erfolg der Reflexzonenmassage plausibel

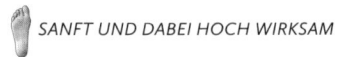

machen können. Auch wenn – das oft kritisierte Manko – bis heute keine anatomischen Zusammenhänge zwischen den massierten Zonen und den jeweiligen reflektorisch zugeordneten Bereichen nachgewiesen werden konnten.

Von Reflexbögen und Impulsen

Durch das Massieren einer Reflexzone wird ein Reiz ausgelöst, der über eine reflektorische Koppelung, einen sogenannten Reflexbogen, an das zu behandelnde Organ weitergeleitet wird und dort seine Wirkung entfaltet. Zwischen einzelnen Bereichen der Körperoberfläche und zu den inneren Organen bestehen also Verbindungen, über welche Impulse vermittelt werden können.

Mit anderen Worten: Der Hautbereich, der über entsprechende Reflexbögen mit dem Organ verbunden ist, zeigt ebenso wie das betreffende Organ selbst Störungen. Diese äußern sich durch erhöhte Schmerzempfindlichkeit sowie durch Schwellungen oder Dellen in diesem Bereich. Durch die Massage, das Auslösen eines Reizes, lassen sich zum einen die Störungen in der behandelten Reflexzone selbst beheben und zum anderen das mit ihr in Verbindung stehende Organ heilend beeinflussen. Der durch die Massage hervorgerufene Impuls führt zur Lockerung und Entkrampfung der betreffenden Reflexzone und reguliert über eine Kette biochemischer und nervaler Reaktionen die gestörten Funktionen im entsprechenden Organ.

Mehr als nur Nervenstränge

Lange Zeit wurde die Wirkung der Reflexzonenmassage vorwiegend mit der eben geschilderten Hypothese erklärt: Von den Reflexzonen aus gelangen Nervenimpulse über Reflexbögen an das Gehirn und werden von dort aus an das jeweils korrespondierende Organ gesandt, wo sie einen Reiz auslösen. Dies erschien auch gut nachvollziehbar, da in unseren Füßen die beachtliche Zahl von über 70.000 Nerven endet. Aktiviert man diese, könnten die mit ihnen in Verbindung stehenden Körperteile durchaus beeinflusst werden.

Dieser ebenso einfache wie einleuchtende Mechanismus ist jedoch nicht allein verantwortlich für die Wirkung. Die Reflexzonenmassage basiert nicht nur auf Nervenverbindungen, sondern auf bisher noch nicht nachgewiesenen energetischen Verbindungen zwischen den Füßen und den inneren Organen sowie bestimmten Körperbereichen und -funktionen. Die Wirkung der Reflexzonentherapie liegt also viel tiefer als bislang angenommen. Weitere Forschungen werden hierzu noch interessante Erkenntnisse zutage bringen.

Den ganzen Menschen behandeln

Die Massage der Reflexzonen wirkt sich auf den Menschen in seiner Gesamtheit von Körper, Geist und Seele überaus positiv aus. Denn die Reflexzonen repräsentieren stets den gesamten Körper, und so profitiert das allgemeine Befinden von der Massage – auch wenn nur eine spezielle Beschwerde therapiert werden soll. Obwohl immer „nur" einzelne kleine Teilbereiche an Füßen, Händen, Ohren oder im Gesicht behandelt werden, ist die Reflexzonentherapie also ganzheitlicher Natur, weil sie über die reflektorischen Zusammenhänge den gesamten Organismus erreicht.

Andersherum betrachtet gibt es kaum eine Beeinträchtigung des Wohlbefindens, bei der sich die Reflexzonentherapie nicht als effektiv erweist. Ob als alleinige Behandlung oder im Verbund und zur Unterstützung anderer Therapien, ob akutes oder chronisch ausgeprägtes Leiden, ob körperlich oder seelisch-geistig manifest: Diese sanfte Behandlungsmethode entfaltet vielfältigste Wirkungen, da sie vor allem auf der energetischen Ebene ansetzt.

Die Wirkung auf den Körper

Zunächst wirkt die Reflexzonenbehandlung, wie jede andere Form der Massage auch, allgemein harmonisierend, entspannend und beruhigend. Durch die Entspannung verbessert sich die Durchblutung im gesamten Körper, was wiederum die Organfunktionen generell stärkt und die Regeneration der Organe fördert.

Darüber hinaus lässt sich über die Massage der Reflexzonen auch ganz direkt auf die jeweils zugeordneten Organe einwirken. Störungen, sei es im Magen-Darm-Trakt, an der Leber oder beispielsweise im Herz-Kreislauf-System, können positiv beeinflusst beziehungsweise beseitigt werden. Doch nicht nur die inneren Organe, auch Knochen, Muskeln und Gelenke profitieren in hohem Maße. Bei vielen Beschwerden im Bereich des Bewegungsapparates, etwa bei Rheuma oder Gicht, lassen sich durch die regelmäßige Behandlung der Reflexzonen sehr gute Heilungserfolge erzielen.

Kurzum: Die Stimulation der Reflexzonen kann die Heilung sowohl akuter wie chronischer Beeinträchtigungen des körperlichen Wohlbefindens wirksam unterstützen und beschleunigen. Dies kann jederzeit einfach umgesetzt werden – ohne weitere Hilfsmittel und viele Vorkenntnisse. Dies ist ebenso ein großer Vorteil dieser Methode.

Die Wirkung auf die Psyche

Weil die Reflexzonenmassage Entspannung und Ausgeglichenheit fördert, eignet sie sich auch hervorragend zur Behandlung all jener Gesundheitsstörungen, denen übermäßige nervliche Anspannung, Stress und dauerhafte geistige Überbeanspruchung zugrunde liegen. Entsprechend zeigt diese Behandlung vor allem bei psychosomatischen Beschwerden erstaunlich gute Wirkungen. Da Körper und Seele in einer engen wechselseitigen Beziehung stehen, lassen sich psychische Probleme, die sich körperlich äußern, direkt über die Massage der Reflexzonen behandeln.

Eine wichtige Rolle spielen dabei die Reflexzonen an den Ohren. Sie sollten bei psychischen und psychosomatischen Beschwerden stets in die Massage mit einbezogen werden. Denn viele seelische Funktionsbereiche stehen mit den Ohrreflexzonen in Verbindung. So kann beispielsweise bei Ängsten, Niedergeschlagenheit oder übermäßiger nervlicher Anspannung und Nervosität die Massage der entsprechenden Reflexzonen am Ohr große positive Effekte haben.

Wo sich die Reflexzonen für die verschiedenen psychischen Bereiche an den Ohren befinden, wie sie zu behandeln sind und welche Bedeutung die Ohrreflexzonentherapie in Zukunft erlangen wird, erfahren Sie ab Seite 144.

Eine wirksame Behandlung für jeden in jedem Alter

Da die Massage der Reflexzonen den Organismus in seiner Gesamtheit behandelt und nicht nur die Symptome einer Beschwerde, profitiert jeder von dieser Therapiemethode, ungeachtet seines Alters oder seiner augenblicklichen Verfassung. Die Reflexzonentherapie bringt bei einer großen Anzahl akuter wie chronischer Gesundheitsstörungen deutliche Linderung und sollte regelmäßig durchgeführt werden, um den Behandlungseffekt und damit einhergehend das wiedererlangte Wohlbefinden zu erhalten.

Um die Gesundheit zu stärken und Beschwerden vorzubeugen, wenden Sie die Massage der Fußreflexzonen (S. 116) einmal, noch besser zweimal pro Woche an. Bei akuten Beschwerden sollte die Massage mehrmals täglich erfolgen.

Einsatzgebiete der Reflexzonenmassage

→ frühzeitige Erkennung körperlicher wie psychischer Störungen
→ Lokalisierung von Schwachstellen des Organismus
→ allgemeine Gesundheitsvorsorge
→ Regulierung der Organfunktionen
→ tief greifende Umstimmung des Körpers
→ Harmonisierung der Energieabläufe
→ Stärkung des Immunsystems
→ Aktivierung der körpereigenen Selbstheilungskräfte
→ Begleittherapie bei schweren Erkrankungen
→ Nachsorge nach Operationen
→ Rehabilitation nach Unfällen

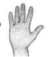

Ein breites Spektrum

Bei folgenden Beschwerden hat sich die Reflexzonenmassage bestens bewährt – auch als Unterstützung der schulmedizinischen Behandlung:

→ Abnutzungserscheinungen der Muskeln und Knochen
→ Allergien
→ Angstzustände
→ Atemwegserkrankungen
→ begleitende Behandlung bei schweren Erkrankungen wie etwa Herzleiden, Multiple Sklerose oder Tumorerkrankungen
→ Beschwerden von Nieren und Blase (vor allem Blasenentzündung)
→ depressive Verstimmungen
→ Hautleiden wie vor allem Akne, Neurodermitis oder Schuppenflechte
→ Herz-Kreislauf-Störungen
→ Hormonstörungen
→ Kopfschmerzen
→ Kreislaufstörungen
→ Menstruationsbeschwerden
→ Migräne
→ Nervenschmerzen
→ Nervosität
→ psychosomatische Erkrankungen
→ rheumatische Erkrankungen
→ Schlafstörungen
→ Stress
→ Verdauungsbeschwerden jeder Art
→ Wechseljahresbeschwerden
→ Zahnschmerzen

Reflexzonen an den Füßen

Die Fußreflexzonenmassage basiert auf der Vorstellung, dass die Füße den gesamten Körper und alle seine Organe verkleinert widerspiegeln. Den verschiedenen Körperteilen und Organen entsprechen ganz bestimmte Zonen an den Fußsohlen, an den Fußinnen- und -außenseiten sowie auf den Fußrücken. Die Füße sind gewissermaßen eine „Landkarte" unseres gesamten Organismus.

Wie genau die Füße den Körper widerspiegeln und wo die Zonen liegen, denen die einzelnen Körperteile und Organe zugeordnet sind, erfahren Sie in dem nun folgenden Kapitel.

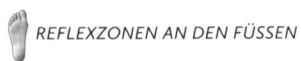

Was uns unsere Füße sagen

Unsere beiden Füße bergen in sich nicht nur das verkleinerte Abbild des Körpers mit allen seinen Organen und Bereichen, sie spiegeln auch unser momentanes seelisches Befinden wider, sagen, wie wir zu uns selbst „stehen". Weiterhin geben die Füße Auskunft darüber, wie wir in den vergangenen Jahren durch das Leben geschritten sind. Redensarten wie „auf wackligen Füßen stehen", „jemandem wieder auf die Füße helfen" oder „mit beiden Füßen fest auf dem Boden stehen" geben den Zusammenhang zwischen dem Befinden eines Menschen und den Füßen sehr anschaulich wieder.

Visitenkarte von Wohlbefinden und Vitalität

Darüber hinaus sind die beiden Säulen, die unseren Körper tagtäglich durchs Leben tragen, ganz klar Ausdruck unseres Wohlbefindens und unserer Gesundheit. Gleich einer Visitenkarte lassen sich an den Füßen diverse Krankheitszustände und Störungen ablesen, und so lässt sich ein erster Eindruck über die Stärken, aber auch über die Schwachstellen des Organismus gewinnen. Denn die vielen äußeren und inneren Belastungen, denen die Füße beständig ausgesetzt sind, werden in ihnen gewissermaßen „gespeichert" und treten nach einem gewissen Zeitraum als sicht- beziehungsweise spürbare Veränderungen zum Vorschein. Bei genauerem Hinsehen lässt sich fast an jedem Fuß eine mehr oder minder stark ausgeprägte Abweichung von der „Norm" erkennen.

Nun stellt sich die Frage, wie ein normgerechter und gesunder Fuß eigentlich aussieht und was auf mögliche gestörte Zonen hindeuten kann. Erfahrene Reflexzonentherapeuten erkennen sehr rasch beim ersten Abtasten und Betrachten eines Fußes, wo sich Störungen verbergen. Für den Laien hingegen ist dies schwieriger. Eine verdickte Hornhaut an Fersen und Großzehenballen ist ja durchaus normal, da diese Stellen einer größeren mechanischen Belastung ausgesetzt sind. Ist die Hornhaut jedoch extrem dick, kann dies auch ein Hinweis auf gestörte Zonen und damit auf eventuelle Störungen in den zugeordneten Körperteilen sein. Ebenso lassen sich Störungen vermuten, wenn Schwielen oder Hornhaut an untypischen Stellen auftreten, etwa an der Fußinnenseite, wo im Grunde kein großer Druck von außen einwirkt.

Diagnose vom Experten

Aus den Füßen zu lesen, bedarf langjähriger Erfahrung, um nicht falsche und vorschnelle Rückschlüsse zu ziehen. Zur genauen Diagnose und zur gezielten Behandlung einer Gesundheitsstörung sollten Sie deshalb einen erfahrenen Reflexzonentherapeuten aufsuchen. Ist die Ursache Ihrer Beschwerden abgeklärt, dann können Sie mit der Fußreflexzonenmassage ansetzen. Wie das geht, erfahren Sie ab Seite 116.

Falls Sie oder Ihr behandelter Partner bei der Massage einer Reflexzone Schmerzen empfinden, bedeutet dies noch nicht, dass das zugehörige Organ gestört oder gar erkrankt ist. Genauso gut kann es sein, dass diese Überempfindlichkeit von einer momentanen Überbeanspruchung, Ermüdung oder von einer vorangegangenen Verletzung am Fuß herrührt. Wenn sich aber der Schmerz bei der Massage einer bestimmten Zone immer wieder einstellt und über längere Zeit bestehen bleibt, ziehen Sie bitte einen fachkundigen Arzt oder Therapeuten zurate.

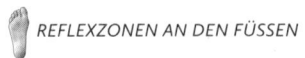

Spurensuche am Fuß

Wer sich selbst einmal an der Sprache der Füße versuchen möchte, sollte sich zunächst Folgendes vor Augen führen. Eine Wirkung kann einerseits von außen nach innen existieren, aber auch von innen nach außen. Demgemäß muss nicht jede tastbare oder sichtbare Veränderung am Fuß Ausdruck einer gestörten Zone und damit eines gestörten Organs sein. Es kann sich beispielsweise genauso gut zu enges und schlecht passendes Schuhwerk dahinter verbergen. Relativ einfach zu deuten sind dagegen Erscheinungen wie Knötchen, Knorpelchen oder Schwellungen, die nicht auf Einflüsse von außen zurückzuführen sind. Solche Veränderungen können Anzeichen für eine gestörte Zone sein und haben daher einen Signaleffekt.

Sicht- oder tastbare Veränderungen am Fuß lassen sich also in zwei Gruppen unterteilen: Zum einen können sie die Folgen einer mechanischen Einwirkung von außen sein – mit und ohne Einfluss auf das korrespondierende Reflexorgan. Zum anderen können die Veränderungen aufgrund einer Störung im Bereich des zugeordneten Organs entstanden sein.

Die Zonen und ihre Lage

Die Theorie über die Einteilung des Körpers in Zonen bildet die Grundlage der Reflexzonenmassage und ist bei Weitem nicht so komplex, wie man zunächst vielleicht meinen möchte. Das Anliegen des Konzepts, das Dr. William Fitzgerald (S. 16f.) entwickelt hat, ist im Grunde einfach: Es legt dar, wie eine Partie des Körpers mit einer anderen korrespondiert. Denn wie der amerikanische Arzt herausgefunden hatte, kann Druck auf bestimmte Stellen des Körpers in den zugeordneten Bereichen bestimmte Reaktionen bewirken. Durch die Einteilung des Körpers in Zonen ergibt sich ein System, mittels dessen die verschiedenen Körperbereiche miteinander in Beziehung gesetzt werden können.

Pars pro toto: der Teil für das Ganze

Im Mittelpunkt der Zonentheorie steht die Tatsache, dass Druck auf eine x-beliebige Stelle einer Zone diese in ihrer Gesamtheit beeinflusst. Dies ist auch die Basis der Fußreflexzonenmassage, denn die Füße sind nicht nur funktionelle Leitstellen zu allen anderen Zonen, sondern ein direktes Abbild des Körpers selbst.

Einteilung und Lage der Zonen

Die Längszonen

Zunächst wird der Körper in zehn Längszonen unterteilt, die vom Kopf bis zu den Zehen und von den Schultern bis zu den Fingerspitzen verlaufen. Dementsprechend unterteilt man die Füße in fünf senkrechte Streifen. Jeder Fuß repräsentiert somit eine Körperhälfte, der die Körperteile und Organe entsprechend ihrer senkrechten Lage im Körper zugeordnet sind. Der rechte Fuß korrespondiert dabei mit der rechten Körperhälfte und der linke Fuß mit der linken. Jede der beiden großen Zehen steht zum Beispiel für eine Kopfhälfte, und die Leberzone findet sich am rechten Fuß, da die Leber rechts im Körper liegt.

Stellt man die beiden Füße nebeneinander, erhält man die Kontur des Körpers: Die beiden großen Zehen bilden den Kopf, und die Außenseiten der Füße reflektieren die Außenseiten des Körpers, wie etwa Schultern, Knie und Hüften.

Die Querzonen und ihre Orientierungslinien

Außer in die zehn Längszonen teilt die Reflexzonentheorie den Körper mittels dreier „Orientierungslinien" auch in drei Querzonen ein. Diese Zonen finden sich ebenfalls an den Füßen wieder und projizieren das Abbild des Körpers auf die Füße. Sie gliedern die Füße in drei Querfelder, die die Reflexzonen der jeweiligen Körperorgane umfassen.

Bei den Orientierungslinien unterscheidet man die Schulterlinie, die am Körper entlang des Schultergürtels verläuft, die Gürtellinie, die sich am unteren Rippenbogen entlangzieht, und die Beckenlinie am Beckenboden. Die Schulterlinie verläuft an den Füßen quer durch die Zehengrundgelenke. Die Gürtellinie findet sich etwa in der Fußmitte: Wenn man mit dem Zeigefinger an der Fußaußenseite bis zu einer kleinen Knochenwölbung, der Basis des fünften Mittelfußknochens (der kleinen Zehe) entlangfährt und von dieser Stelle aus eine Linie quer über den Fuß zieht, hat man die Gürtellinie. Sie repräsentiert die Taillengegend. Je nachdem, ob jemand einen langen oder kurzen Oberkörper hat, liegt die Gürtellinie am Fuß tiefer oder höher. Dieses Prinzip wiederholt sich bei der Beckenlinie.

Auf den nachfolgenden Seiten erfahren Sie, wo die Reflexzonen der wichtigen Organe und Körperabschnitte an den Füßen liegen. Sie sind in elf Gruppen eingeteilt. Für jede Gruppe ist die Lage der Zonen beschrieben und illustriert. Darüber hinaus finden Sie jeweils anatomische Informationen sowie Erläuterungen zu den Funktionen und Aufgaben der zugeordneten Organe und Körperbereiche.

Tipps zum Zonenfinden

Nachfolgend einige Hilfestellungen, damit Sie die Reflexzonen leichter auffinden:

→ Der rechte Fuß stellt das Abbild der rechten Körperhälfte dar; der linke Fuß das Abbild der linken Körperhälfte.

→ Die Reflexzonen überlappen sich entsprechend den Organüberlagerungen; so liegt die Herzzone beispielsweise hinter der Lungenzone.

→ Paarweise vorhandene Organe wie die Nieren oder die Eierstöcke finden sich als Reflexzonen an beiden Füßen.

→ Die Reflexzonen von nur einmal vorhandenen Organen, beispielsweise Magen, Herz, Gallenblase, Appendix oder Leber finden sich nur in einem Fuß; je nach ihrer Lage im Körper im rechten oder im linken Fuß.

→ Die Reflexzonen der meisten inneren Organe liegen an den Fußsohlen.

→ Organe und anatomische Abschnitte in der Körpermitte haben ihre Reflexzonen an den Innenseiten der Füße, etwa die Wirbelsäule und die Blase.

Kopfzonen

Die Kopfzonen repräsentieren sämtliche anatomischen und organischen Bereiche des Kopfraumes. Entsprechend der Querzone des Körpers am Schultergürtel befinden sich die Kopfzonen an beiden Füßen oberhalb der Schulterlinie: in den Zehen und an der Linie des Großzehengrundgelenkes. Dabei nehmen die beiden großen Zehen eine Sonderstellung ein, denn sie sind das kleinste Abbild des gesamten Kopfbereiches.

Die Oberseiten der großen Zehen entsprechen dem Gesicht: Mundhöhle, Nasen- und Rachenraum. Die Unterseiten der Großzehen, die Großzehenbeeren, stehen für die Hinterseite des Kopfes. An den Mittelgliedern der zweiten und dritten Zehe liegen die Augenzonen, an den Mittelgliedern der vierten und letzten Zehe die der Ohren. Die Zonen der Mandeln und der seitlichen Lymphbahnen befinden sich ebenfalls an der vierten und fünften Zehe. Die Zonen der Stirnhöhlen liegen an beiden Füßen an den Spitzen der zweiten und der dritten Zehe. Die Zone des Nasen-Rachen-Raumes ist an der Unterseite des Fußes, direkt am Grundgelenk der großen Zehe platziert.

Die Reflexzonen der Zähne finden Sie an den Innenseiten aller Zehen, unten zwischen den Zehen, wo sie ineinander übergehen. Sie sind wie folgt aufgeteilt: Die Großzehen repräsentieren die beiden vorderen Schneidezähne, die zweiten Zehen die seitlichen Schneidezähne und die Eckzähne, die dritten Zehen die vorderen Backenzähne, die vierten Zehen die hinteren Backenzähne und die kleinen Zehen schließlich die Weisheitszähne. Die Hirnanhangsdrüse (Hypophyse) und den Hypothalamus können Sie durch Massage der Großzehenbeere beeinflussen.

Obwohl im Vergleich zu den restlichen Körperteilen recht klein, ist der Kopf von größter Bedeutung für das körperlich-

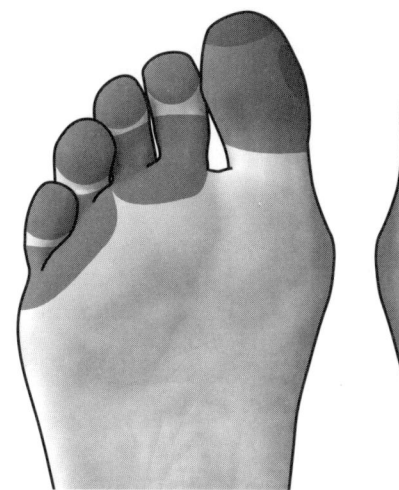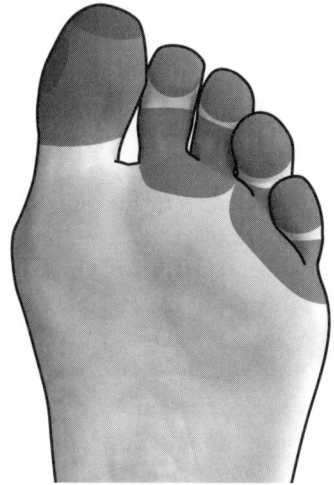

Die Kopfzonen an beiden Füßen.

geistig-seelische Geschehen: Hier finden Aufnahme und Verarbeitung von Sinneseindrücken statt sowie die Planung und Steuerung unserer Verhaltensweisen, Reaktionen, Bewegungen und aller Körperfunktionen.

Gehirn

Eineinhalb Kilo Hirngewebe lassen uns wahrnehmen und erinnern, denken und lernen, empfinden und fantasieren. Sie koordinieren unsere Bewegungen, kontrollieren unsere Atmung und unseren Herzschlag. 100 Milliarden Nervenzellen sorgen dafür, dass wir sehen, schmecken, riechen und hören, Schmerzen, Kälte und Hitze empfinden können. Die Beantwortung der Frage, wie das Gehirn dies alles schafft, beschäftigt Tausende von Wissenschaftlern. Immer mehr Puzzle-

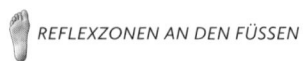

stücke finden sich dabei und ergeben allmählich ein sche-
menhaftes Bild, welches das komplexe Geschehen erahnen
lässt – sein Geheimnis hat das Gehirn allerdings noch längst
nicht preisgegeben.

Ordnung ist alles

Eine der grundlegenden Bedingungen für die Leistungskraft
des Gehirns ist das Gedächtnis. Jener Speicher, in dem die
zahllosen Informationen, die wir Tag für Tag erhalten, auf-
bewahrt werden. Wohl sortiert allerdings. Im Gehirn wird
nichts zu den Akten gelegt, was nicht zuvor sorgfältig gefiltert
wurde. Ein lebenswichtiger Vorgang, denn sonst wäre unser
Gehirn in Kürze total überlastet.

Alles, was wir in jedem Augenblick unseres Lebens erfahren, sämtliche Eindrücke und Informationen, kommen zunächst einmal in das Ultrakurzzeitgedächtnis. Nur für einige Sekunden allerdings – alles Unwichtige wird ganz schnell
wieder gelöscht. Was vom ersten Aussortieren übrig geblieben
ist, gelangt in das Kurzzeitgedächtnis. Dieses behält Dinge des
täglichen Lebens, die wir Stunden oder wenige Tage wissen
müssen. Danach wird gelöscht, was von geringer Bedeutung
ist. Die vom Gehirn als speicherwürdig erkannten Informationen werden dann in das Langzeitgedächtnis verlagert. In
diesem Archiv werden Wissensinhalte und grundlegende Daten über ein ganzes Leben lang abrufbar gespeichert.

Logistische Meisterleistungen

Um das große Repertoire seiner Aufgaben – Aufnehmen,
Ordnen, Speichern und Beantworten der vielen Informationen – zu bewältigen, muss das Gehirn ein Meister der Logis-
tik sein. Besonders wenn es um die zeitliche Koordination der
psychischen Funktionen geht. Diese laufen nämlich keines-

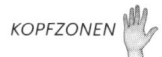

Hirnleistungsstörungen

Wenn Sie mal etwas liegen lassen und/oder den Namen Ihres Gegenübers nicht gleich parat haben, ist das noch lange kein Grund zur Sorge. Auch wenn Sie häufig Dinge und Namen vergessen und oft unkonzentriert sind, müssen Sie sich noch keine Gedanken über Ihre Geisteskraft machen. Eher darüber, dass Sie psychisch stark belastet und gestresst sind – das steht nämlich meist hinter vermehrter Vergesslichkeit.

Ernst wird die Sache, wenn die Hirnfunktionen so sehr nachlassen, dass die Bewältigung der tagtäglichen Aufgaben zunehmend behindert wird. Dann spricht man von Hirnleistungsstörungen, eine der bekanntesten ist die Alzheimer Krankheit.

Charakteristisch ist Gedächtnisschwäche, die sich durch eine zunehmende Vergesslichkeit bemerkbar macht: Namen, Daten, Telefonnummern sind auf einmal nicht mehr geläufig, Termine werden versäumt, Gegenstände verlegt. Die sogenannten kognitiven Fähigkeiten – Denkvermögen und Lernfähigkeit, Auffassung und Urteilsvermögen, Rechnen, Orientierung und Sprache – gehen mehr und mehr zurück. Weitere Zeichen der nachlassenden Hirnleistung sind Störungen von Konzentration und Aufmerksamkeit. Dazu gesellen sich erhöhte Reizbarkeit, mangelnder Antrieb und Ablehnung sozialer Kontakte.

All das führt schließlich dazu, dass Menschen mit Hirnleistungsstörungen unfähig werden, ihren Alltag zu bewältigen. Sie können nicht mehr einkaufen gehen, wissen nicht mehr, wo sie wohnen – werden zunehmend hilflos und isolieren sich von ihrer Umwelt.

Die Vorgänge, die zu Hirnleistungsstörungen führen, sind enorm komplex und noch nicht vollständig aufgeklärt.

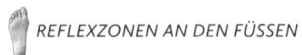

wegs zeitgleich, sondern mit unterschiedlicher Geschwindigkeit und zudem in verschiedenen Hirnregionen ab. Ein Problem, das unser Gehirn unter anderem dadurch löst, dass es sich selbst Zustände der Gleichzeitigkeit schafft. Mittels einer internen Uhr – was die Hirnforschung neuronale Oszillationen nennt – synchronisiert es die zeitlichen Abläufe: Es taktet jeden psychischen Zustand in ein Raum-Zeit-Muster ein. Ein geniales Koordinationsprogramm, mit dem unser Gehirn die zugleich laufenden Aktivitäten der verschiedenen Hirnregionen in Einklang bringt – sozusagen zeitgleich schaltet. So erst kann entstehen, was jeder Wahrnehmung und jeder Reaktion zugrunde liegt: Das Bewusstsein, das wir als eine Einheit empfinden, die es jedoch genau genommen nicht gibt.

Alles hat seinen Platz

Alle Teile des Gehirns, Groß-, Klein- und Stammhirn, sind mit flüssigkeitsgefüllten Hirnhäuten umgeben und liegen gut geschützt vor äußeren Einflüssen im Schädel. Den verschiedenen Bereichen des Großhirns sind bestimmte Funktionen zugeordnet: dem motorischen Rindenzentrum die willentlich gesteuerten Bewegungen, dem sensiblen Rindenzentrum die körperlichen Empfindungen, dem frontalen Gehirnlappen unsere Persönlichkeit, den beiden Schläfenlappen Hör- und Sprachzentrum und den Hinterhauptlappen das Sehen.

Das Gehirn in seiner Gesamtheit ist in zwei Hälften unterteilt, die durch ein Faserband verbunden und jeweils „überkreuzt" für die andere Körperseite zuständig sind: Die rechte Gehirnhälfte bestimmt die linke Seite des Körpers und umgekehrt. Dies ist auch der Grund, weshalb bei Störungen des Gehirns und des zentralen Nervensystems jene Zonen behandelt werden müssen, die entgegengesetzt liegen: bei Beschwerden im linken Kopfbereich der rechte Fuß und umgekehrt.

Hirnanhangsdrüse (Hypophyse)

Die Hypophyse ist die wichtigste Drüse unseres Körpers, da sie alle hormonellen Funktionen und Organe kontrolliert und steuert. In Größe und Gestalt einer Kirsche ähnlich, liegt die Hypophyse an der Unterseite des Gehirns. Die von der Hirnanhangsdrüse produzierten Hormone regulieren Wachstum, sexuelle Entwicklung, Schwangerschaft, Stoffwechselgeschehen, Mineralstoff- und Zuckergehalt im Blut, Flüssigkeitshaushalt sowie Muskeltätigkeit.

Hypothalamus

Dieser Teil des Zwischenhirns reguliert das vegetative Nervensystem und steuert somit nicht willentlich beeinflussbare Reaktionen wie Hunger- und Durstgefühl, Appetit, Schlafbedürfnis, Kreislauf, Körpertemperatur und unser Sexualverhalten.

Gesichert ist außerdem, dass er die Hautzellen zur Produktion des dunklen Hautpigments Melanin anregt. Darüber hinaus vermutet man einen Einfluss auf die Stimmungslage sowie auf die zirkadianen Rhythmen: Das sind die Aktivitäts- und Ruhephasen, die unser Körper und unsere Psyche während eines Tages durchlaufen.

Nasennebenhöhlen

Diese luftgefüllten Hohlräume liegen in den Schädelknochen oberhalb und seitlich der Nase, in den Wangenbeinen und hinter den Augenbrauen. Über kleine Öffnungen sind die Nasennebenhöhlen jeweils mit den beiden Nasenhöhlen ver-

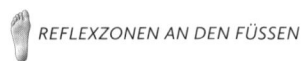

bunden. Außer als „Stoßpuffer" für Augen und Gehirn dienen sie als Resonanzboden für unsere Stimme sowie als Filter für die durch die Nase eingeatmete Luft. Darüber hinaus machen die Nasennebenhöhlen unseren Kopf leichter und entlasten damit die Wirbelsäule.

Ohren

Die Ohren empfangen Luftschwingungen und leiten die daraus gewonnenen Informationen an das Gehirn weiter, wo sie in für uns verständliche Botschaften übersetzt werden: Geräusche, Klänge und Worte. Das äußere Ohr, die knorpelige Ohrmuschel, fängt die Schallwellen ein und leitet sie in den Gehörgang weiter. Hier dringt der Klang durch einen Tunnel bis ins Mittelohr, wo er das Trommelfell und die an seiner Innenseite liegenden Gehörknöchelchen, Hammer, Amboss und Steigbügel genannt, zum Schwingen bringt. Auf diese Weise erreicht die Botschaft das Innenohr, dessen flüssigkeitsgefüllter, spiraliger Gang die Schwingungen aufnimmt, in Nervenreize übersetzt und zum Hörzentrum ins Gehirn weiterleitet. Darüber hinaus befindet sich im Innenohr das Gleichgewichtsorgan. Das sind halbkreisförmige Kanäle, die über bewegungsempfindliche Härchen und spezielle Zellen dafür sorgen, dass wir in jeder Körperposition im Gleichgewicht bleiben.

Augen

Unsere Augen arbeiten ähnlich wie eine Kamera: Sie nehmen ein Bild auf und übermitteln es an das Sehzentrum im Gehirn. Hinter der durchsichtigen Hornhaut im vorderen Be-

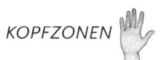

reich des Augapfels befindet sich die mit Flüssigkeit gefüllte Augenkammer. Die Linse trennt diese Kammer in einen vorderen und hinteren Bereich. Vor der Linse liegt ein Muskel, die Regenbogenhaut oder Iris, der den Lichteinfall regulieren kann. Fällt Licht durch die Pupille ein, tritt es durch die Linse. Diese bündelt das Licht und erzeugt auf der licht- und farbempfindlichen Netzhaut ein auf dem Kopf stehendes Bild. Die Nervenzellen der Netzhaut stimulieren den Sehnerv im hinteren Teil des Auges, der die Signale an das Sehzentrum des Gehirns übermittelt: Hier entsteht schließlich das, was wir als Bild wahrnehmen.

Zähne

Unsere Zähne, knochenähnliche Organe, dienen in erster Linie der Nahrungsaufnahme: Sie zerkleinern die zugeführ-

Heilanzeigen für die Massage der Kopfzonen

→ Schnupfen, Halsschmerzen, Heiserkeit und Beschwerden in den Nasennebenhöhlen: längeres Aktivieren der Zonen von Mundhöhle, Nasen- und Rachenraum, um die Versorgung und Durchfeuchtung der Schleimhäute in diesen Bereichen zu verbessern

→ Sehschwächen: aktivierende Massage der beiden zweiten und dritten Zehen

→ Kopfschmerzen: aktivierende Massage aller Kopfzonen

→ Konzentrationsprobleme und Nervosität: längere aktivierende Massage der Zone der Hypophyse

→ Zahnschmerzen: Sedieren aller Zonen der Zähne

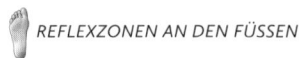

ten Speisen und ermöglichen deren Weiterverarbeitung im Körper. Darüber hinaus sind sie für die Bildung von Lauten mit zuständig.

Jeder Zahn besteht aus Zahnkrone, Zahnhals und Zahnwurzel sowie der Zahnpulpa, dem sehr empfindlichen Zahnmark. Die äußerste Schicht ist der Zahnschmelz, die härteste Substanz des Körpers. Darunter liegt das Zahnbein oder Dentin, in dem sich Nerven befinden, die Reize zum Zahnnerv weiterleiten. Auf die 20 Milchzähne im Kindesalter folgen die 32 bleibenden Zähne des Erwachsenengebisses.

Zonen des Bewegungsapparates

Die Beweglichkeit des Körpers erlaubt uns, auf die Umwelt zu reagieren und uns in dieser zurechtzufinden. Ist diese Möglichkeit eingeschränkt, beispielsweise durch gesundheitliche Störungen an Muskeln, Gelenken oder Knochen, geht ein beträchtlicher Teil an Lebensfreude verloren. Die Arbeit an den Zonen des Bewegungsapparates ist deshalb sehr wichtig, denn sie lockert Verspannungen der Muskeln oder beseitigt Blockaden der Gelenke. Die Flexibilität des Bewegungsapparates kehrt so wieder zurück, was zu weniger Beschwerden und damit zu einem gesteigerten Lebensgefühl verhilft.

Das uns stützende Organsystem unterteilt man in einen passiven Bereich – das sind die Knochen, Gelenke und Bänder – und einen aktiven Bereich aus Muskeln, Sehnen und Muskelhüllen.

Die Zonen der Wirbelsäule liegen an beiden Füßen an der Innenseite: Die Halswirbelsäulenzone geht von der Spitze bis zum Grundgelenk der großen Zehe. Die Brustwirbelzone verläuft direkt im Anschluss daran bis zu einem Knochenvorsprung, dem Kahnbein (etwa eine Daumenbreite vor einer gedachten Linie vom Knöchel abwärts). Gleich daran anschließend folgt die Lendenwirbelzone, die ungefähr einen Fingerbreit unterhalb und bis knapp hinter den Innenknöcheln verläuft. Dahinter, leicht nach oben gezogen, liegt die Zone von Kreuz- und Steißbein. Die Zonen der Gelenke und Muskeln finden Sie überwiegend an den Außenseiten der Füße, aber auch an den Fußrücken und -innenseiten.

Die den Beinen zugeordneten Reflexzonen verlaufen an beiden Füßen unmittelbar vor der Auftrittsfläche der Ferse, also an den Fußsohlen, quer über die gesamte Breite des Fußes. Die Zonen der Arme finden sich ebenfalls an beiden

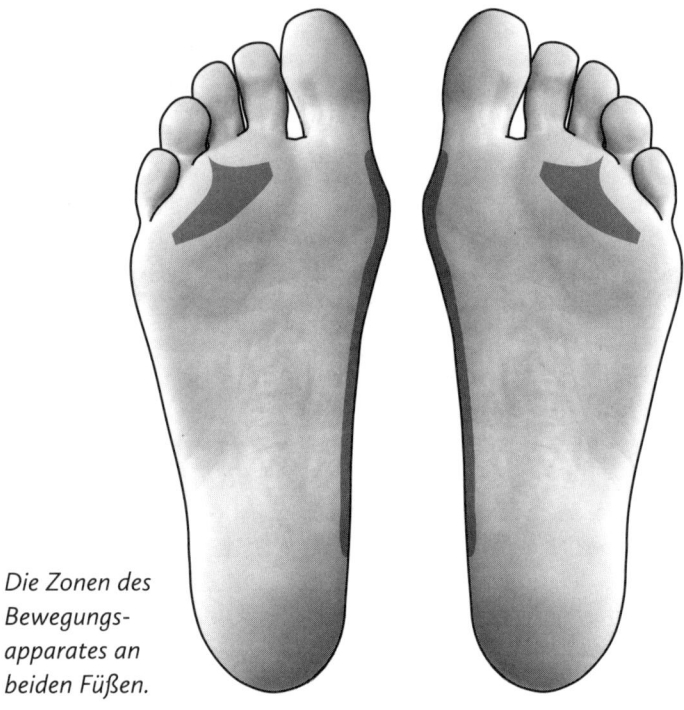

Die Zonen des Bewegungs- apparates an beiden Füßen.

Füßen, und zwar quer über den Fußrücken unterhalb der Zehengrundgelenke verlaufend: von der Außenkante des Fußes bis hinüber zum Grundgelenk der großen Zehe. Getreu der Zonentheorie sind auch die Zonen von Knie- und Ellbogengelenk an beiden Füßen lokalisiert. Die Kniezone liegt in einer deutlich tastbaren Vertiefung an der Außenseite der Füße, schräg unterhalb des Außenknöchels. Die Zone des Ellenbogens finden Sie auf beiden Fußrücken, außen von der Fußkante bis zum vierten Knochen des Mittelfußes verlaufend.

Wirbelsäule

Die Wirbelsäule ist die zentrale Achse des menschlichen Körpers. An ihrem oberen Ende sitzt der Schädel, am unteren Ende das Becken. Die einzelnen Abschnitte der Wirbelsäule sind unterschiedlich geformt. Deshalb weist die Wirbelsäule bei seitlicher Betrachtung eine Doppel-S-Form auf. Dabei wölben sich Hals und Lendenwirbelbereich nach innen, während Brustwirbelsäule sowie Kreuz- und Steißbein eine Wölbung nach außen aufweisen. Von hinten betrachtet, hat die Wirbelsäule eine geradlinige Form, die durch Bänder und Sehnen aufrecht gehalten wird.

Ursprünglich war die zentrale Körperachse für den vierbeinigen Gang und eine unter ihr hängende Last konzipiert. Da der Mensch jedoch im Laufe seiner Evolution einen aufrechten Gang eingenommen hat, musste sich die Wirbelsäule komplett neu anpassen: Alle ihre Muskeln, Bänder, Bandscheiben, Wirbelgelenke und Nervenstrukturen hatten dieser Veränderung zu folgen.

Halswirbelsäule

Die Halswirbelsäule muss zwar weniger Lasten tragen als die anderen Bereiche der Wirbelsäule, dafür jedoch volle Beweglichkeit gewährleisten. Daher kommt es in diesem Wirbelsäulenabschnitt häufiger zu Beschwerden durch blockierte Wirbel und verspannte Muskeln.

Brustwirbelsäule

Die Brustwirbelsäule ist durch die Rippen in ihrer Bewegung einerseits stark eingeschränkt, andererseits aber auch gestützt. Angesichts dessen sind Rückenschmerzen ausgehend von der Brustwirbelsäule eher selten. Wenn in diesem Bereich

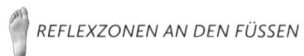

Schmerzen auftreten, dann meist im Bereich der Rippengelenke. Auf Grund ihrer steten Bewegung im Zuge der Atmung kann es zu sogenannten reflektorischen Rückenschmerzen kommen. Diese starken Schmerzen strahlen bis in den Brustkorb aus und ähneln denen, die bei einem Herzinfarkt auftreten.

Lendenwirbelsäule

Am häufigsten ist der Bereich der Lendenwirbelsäule von Schmerzen betroffen, da auf ihr das gesamte Gewicht des Oberkörpers lastet. Die von der Lendenwirbelsäule ausgehenden Schmerzen strahlen oftmals auch in die Beine aus.

Funktionen der Wirbelsäule

Die Wirbelsäule hat zahlreiche Aufgaben. Sie erfüllt wichtige Haltefunktionen, da sie die gesamte Last von Kopf, Hals, Rumpf und Armen trägt. Ebenso ermöglicht die Wirbelsäule unterschiedlichste Bewegungen: Der Körper lässt sich nach vorn, nach hinten und zur Seite beugen, kann aber auch Drehungen ausführen. Darüber hinaus federt die Wirbelsäule den Kopf und das Gehirn gegen Stöße ab, die beim aufrechten Gehen entstehen. Zusammen mit den Rippen schützt sie weiterhin das Rückenmark sowie die inneren Organe.

Die Wirbel

Der tragende Teil der Wirbelsäule zwischen Hals- und Lendenwirbel besteht aus 24 freien Wirbeln. Dazu addieren sich fünf miteinander verwachsene Wirbel im Kreuzbein sowie vier bis fünf verkümmerte verwachsene Wirbel am Steißbein.

Jeder einzelne Wirbel ist nach einem einheitlichen Schema aufgebaut: ein Wirbelkörper, ein Wirbelbogen, ein Dornfortsatz sowie zwei Quer- und vier Gelenkfortsätze. An den Dorn-

und Querfortsätzen der einzelnen Wirbel setzen Bänder und Muskeln an, welche die Wirbelsäule stabilisieren. Dieses einheitliche Grundschema variiert jedoch in den einzelnen Abschnitten der Wirbelsäule. So werden die Wirbel vom Hals abwärts größer, da die Gewichtsbelastung zunimmt und die Beweglichkeit geringer wird.

Bis auf die ersten beiden Halswirbel und der miteinander verschmolzenen Wirbel des Kreuz- und Steißbeins sind alle Wirbel durch Bandscheiben miteinander verbunden. Sie wirken als Stoßdämpfer und ermöglichen die Beweglichkeit der Wirbelsäule.

Knochen

Das menschliche Skelett besteht aus etwa 206 Knochen. Diese bilden das Gerüst unseres Körpers und geben ihm Stabilität. Durch Gelenke sind die einzelnen Knochen miteinander verbunden, durch Bänder, Muskeln und Sehnen werden sie verstärkt und bewegt. Außer dem Körper Form und Halt zu verleihen, haben die Knochen die Aufgabe, Weichteile und innere Organe vor äußeren Einwirkungen zu schützen. Darüber hinaus sind die Knochen für die Produktion von Blutzellen verantwortlich, die im Knochenmark gebildet werden.

Bei gesunden Erwachsenen ist das Verhältnis zwischen Knochenneubildung und Knochenabbau annähernd ausgeglichen. Für dieses Gleichgewicht zeichnen spezielle Zellen in den Knochen verantwortlich – die sogenannten Osteoblasten und Osteoklasten. Die Osteoblasten sorgen für den Aufbau der Knochen, während den Osteoklasten der Knochenabbau obliegt.

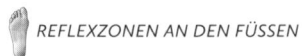

Alle Knochen sind mit der Knochenhaut überzogen, einem straffen Bindegewebsüberzug mit vielen Nerven und Blutgefäßen. Darunter befindet sich die Knochensubstanz, bestehend aus einer festen Rindenschicht an der Oberfläche und einem schwammartigen Gewebe im Inneren, der Spongiosa. Zwischen der Spongiosa liegt das rote Knochenmark, das unter anderem für die Blutbildung zuständig ist. Aufgrund dieser Bauweise sind die Knochen zugleich stabil und leicht und vermögen auch extremste Belastungen abzufangen.

Nur gemeinsam läuft's

Die Verantwortung für die Beweglichkeit ruht nicht allein auf den Pfannen der Gelenke. Mobil macht vielmehr erst die Kooperation zwischen Gelenken, Bändern und Muskeln. Sie sorgen gemeinsam dafür, dass wir beweglich sind. Dabei sind sie in ihren Funktionen aufeinander angewiesen: So kann nur eine kräftige Muskulatur ein Gelenk ausreichend stützen und stabilisieren. Weitere Schrittmacher sind die Bänder. Sie bestehen aus festem Bindegewebe und verbinden die Knochen direkt miteinander. Im Gegensatz zu Muskeln sind Bänder starr und lassen sich daher nicht zusammenziehen. Auf diese Weise schränken sie die Beweglichkeit ein und begrenzen den Bewegungsspielraum. Was kein Schaden ist, denn damit schützen sie die Gelenke vor Verrenkungen und schädlichen Bewegungen – so sind sie gewissermaßen die Sicherheitsgurte des Skelettsystems. Diese lassen sich jedoch auch nur bis zu einem gewissen Ausmaß belasten. Wenn beispielsweise der Fuß beim Bergwandern umknickt oder die Flanke beim Kicken danebengeht, können die Bänder abnorm gedehnt werden und sogar reißen.

Muskeln

Über zwei Fünftel unseres Körpergewichts entfallen auf Muskelgewebe. Dabei unterscheidet man drei Muskelarten: glatte und gestreifte Muskeln sowie die Herzmuskulatur. Die glatte Muskulatur ist für die unwillkürliche Bewegung unserer inneren Organe zuständig. Unwillkürlich bedeutet, dass die Kontraktion, das Zusammenziehen der glatten Muskeln, nicht der bewussten Steuerung durch das Gehirn unterliegt. So können wir beispielsweise nicht willentlich beeinflussen, dass der Darminhalt durch das rhythmische Zusammenziehen der Darmwandmuskeln weitertransportiert wird. Die gestreiften Muskeln, auch Skelettmuskulatur genannt, ermöglichen alle bewussten – also willkürlich ausgeführten – Bewegungen unseres Körpers, etwa beim Schwimmen oder Laufen. Die dritte im Bunde, die Herzmuskulatur, bildet den größten Teil des Herzes und sorgt durch ein dichtes Netz an Muskelfasern dafür, dass unser Lebensmotor Tag für Tag unermüdlich schlägt und das Blut durch den Körper pumpt.

Gelenke

Ohne Gelenke läuft nichts, im wahrsten Sinn des Wortes. Sie sorgen dafür, dass wir gehen, heben, springen oder laufen können. Keine dieser Bewegungen wäre möglich, wären die Knochen nicht durch diese beweglichen Scharniere miteinander verbunden.

Über 140 Gelenke stehen unserer Beweglichkeit zu Diensten. Sie sind je nach ihren Aufgaben zwar unterschiedlich aufgebaut, ihre Bauteile sind aber stets die gleichen. Nämlich Gelenkfläche mit Knorpelüberzug, ausgehöhlte Gelenkpfan-

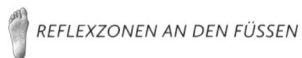

ne und Gelenkkapsel. Die Knorpelschicht hat – je nachdem, wie stark das betreffende Gelenk belastet ist – eine Dicke von fünf Millimetern. Ist der Knorpel gesund, besitzt er eine glatte und glänzende Oberfläche. Damit schützt er die Knochen, wirkt als Stoßdämpfer und verringert Reibung. Die Gelenkkapsel schließt die Gelenkpfanne nach außen ab. Die innere Kapselschicht bildet die Gelenkschmiere, Synovia genannt. Diese versorgt den Knorpel mit Nährstoffen und ermöglicht als Schmiermittel und Schutzfilm das mühelose Gleiten der Gelenkflächen. Muskeln und Bänder schließlich schützen und stabilisieren das Gelenk von außen. Dank dieser Konstruktion und dem Knorpelüberzug treffen Belastungen nicht punktförmig auf, sondern werden auf die größere Oberfläche der Gelenkknochen verteilt. So kann ein Gelenk hoher Beanspruchung standhalten. Am besten gelingt das, wenn Form und Position der Gelenkteile exakt aufeinander abgestimmt sind. Wie beim Hüftgelenk: Hier ruht der runde Kopf des Oberschenkelknochens sicher eingebettet in der Pfanne des Hüftknochens. Das gewährleistet große Beweglichkeit bei zugleich hoher Stabilität.

Gelenktypen

Es gibt unterschiedliche Arten von Gelenken, denn nicht alle sind gleich beweglich. So kann das Daumengelenk nur gebeugt und gestreckt werden – charakteristisch für ein Sattelgelenk und Garant für sicheres Zupacken. Scharniergelenke wie die an den Ellenbogen wiederum ermöglichen nur Bewegungen um eine Achse. Kugelgelenke hingegen erlauben Bewegungen um bereits drei Achsen. Das sorgt für eine größere Beweglichkeit, geht jedoch auf Kosten der Stabilität: Je komplexer und flexibler ein Gelenk aufgebaut ist, desto anfälliger ist es.

Gelenktyp	Lage im Körper	Bewegung
Scharniergelenk	Ellbogengelenk Fingergelenk Kniegelenk	Beuge- und Streckbewegungen
Kugelgelenk	Hüftgelenk Schultergelenk	Bewegung in alle Richtungen
Eigelenk	Handgelenk	Ähnlich wie das Kugelgelenk, aber Bewegung nur in zwei Ebenen möglich
Sattelgelenk	Daumenwurzelgrundgelenk	Greiffunktion der Hand
Planes Gelenk	Kleine Wirbelsäulengelenke	Drehbewegung
Rad- oder Zapfgelenk	Zwischen Elle und Speiche	Drehbewegung

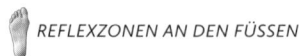

Heilanzeigen für die Massage der Zonen des Bewegungsapparats

→ Verspannungen, Blockaden, Schmerzen im Bereich der Wirbelsäule: Beruhigen aller Zonen der Wirbelsäule
→ Ischias- und Bandscheibenbeschwerden, Hexenschuss: beruhigende Massage der Wirbelsäulenzonen
→ Muskelverkrampfungen: längere beruhigende Massage aller Muskelzonen
→ Rheumatische Beschwerden: beruhigende Massage der Wirbelsäulen-, Nacken-, Schulter-, Arm- und Gelenkzonen
→ Abnutzungserscheinungen und Beschwerden der Gelenke: beruhigende Massage der Zonen der betroffenen Gelenke

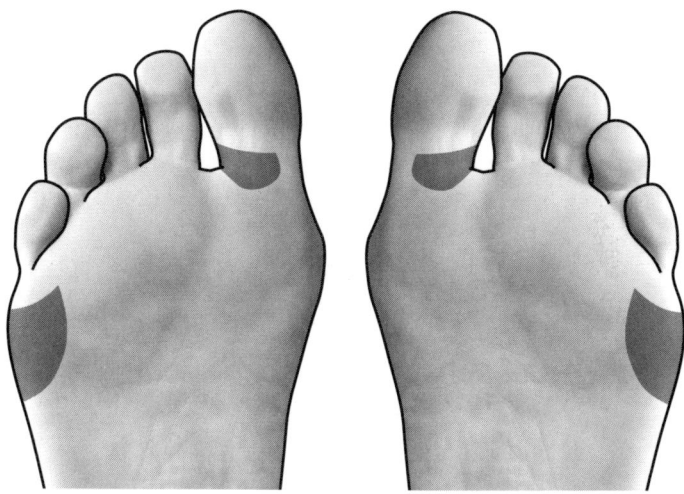

Die Zonen von Schulter und Nacken finden sich an beiden Füßen.

Schulter- und Nackenzonen

Die Zonen des Schultergürtels liegen entlang der Linie der Zehengrundgelenke auf der Fußsohle sowie am Fußrücken. Die Nackenzonen finden Sie auf der Fußsohle rund um das Grundgelenk der großen Zehe. Die Zone der Schulter selbst sowie auch des Schultergelenks liegt an der Außenseite des Fußes, direkt am Grundgelenk der kleinen Zehe – mittels der kleinen Vorwölbung an dieser Stelle leicht zu finden.

Die Massage der Schultergürtel- und Nackenzonen erweist sich als sehr hilfreich bei Verspannungen in der Schulter- und Nackenregion und bei Kopfschmerzen, die psychisch bedingt sind: durch Stress, viele Sorgen und Probleme. Verspannungen der Füße in diesen Zonen gehen übrigens fast immer mit einem verspannten Nacken- und Schulterbereich einher.

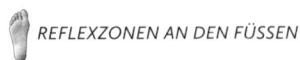

Nacken (Hals)

Der Hals bildet die Verbindung zwischen Schädel und Rumpf; dort finden sich Organe wie die Schilddrüse, der Kehlkopf und die Mandeln sowie viele Lymphknoten. Durch den Nacken ziehen kräftige Muskelstränge, die den Schädel tragen und bewegen. Eine Verspannung der Nackenmuskulatur kann infolge blockierter Nervenbahnen zu schmerzhaften Bewegungsstörungen in den Armen sowie zu Kopfschmerzen („Spannungskopfschmerz") führen.

Schultergürtel

Der Schultergürtel wird von Schlüsselbein und Schulterblatt gebildet. Er ist äußerst beweglich, da er gegen das Rumpfskelett nur durch das innere Schlüsselbeingelenk abgestützt ist. Das Schultergelenk selbst ist zudem das beweglichste Gelenk des gesamten Körpers. Viele Muskeln mit stützenden und bewegenden Funktionen wie beispielsweise Armbewegungen setzen am Schultergürtel an.

Heilanzeigen für die Massage der Schulter- und Nackenzonen

→ Spannungskopfschmerzen: Beruhigen beider Zonen
→ Psychische Störungen: Beruhigen beider Zonen
→ Verspannungen an Schultern und Nacken: beruhigende Massage der Schulterzonen
→ Nervosität: längere, beruhigende Massage von Schulter- und Nackenzone

Zonen des Lymphsystems

Das Lymphsystem und seine Organe haben eine außerordentliche Bedeutung für die Gesunderhaltung unseres Körpers. Zum einen sorgen sie für die Ausleitung von Gift- und Schlackenstoffen aus dem Organismus. Zum anderen sind sie wichtig für die körpereigene Abwehr, da sie Antikörper bilden und uns von Krankheitserregern befreien.

In einem komplexen Netzwerk durchziehen die kleinen Lymphgefäße den ganzen Körper und speisen ähnlich wie kleine Bäche größere „Wasserwege", die Hauptlymphbahnen. Die Flüssigkeit in ihnen, die gelbliche, salzhaltige Lymphe, gleicht dem Blutserum, enthält jedoch weniger Eiweiß als dieses.

Die Reflexzonen der oberen Lymphwege, einschließlich der Mandeln, liegen jeweils zwischen den Zehen. Sie sind identisch mit den Hautfalten im Zehenzwischenraum. Die Reflexe für die Lymphwege im Leistenbereich stehen in enger Verbindung mit jenen der Geschlechtsorgane und finden sich darum in den gleichen Regionen wie die Zonen von Eileiter, Eierstöcken, Hoden und Prostata (S. 80f.): vom inneren Knöchel ausgehend über den Fußrücken hin zum äußeren Knöchel. Die Reflexzone der Milz liegt an der linken Fußsohle außen, etwa auf halber Strecke zwischen dem Grundgelenk der vierten Zehe und der Ferse.

Die Massage der Zonen des Lymphsystems aktiviert das Abwehrsystem und unterstützt die Ausscheidung von Schlacken- und Giftstoffen aus dem Körper. Auf diese Weise kommt ihr eine wichtige Funktion zur Vorbeugung wie auch zur Behandlung vieler Beschwerden zu. Die Massage sollte deshalb sehr sorgfältig und intensiv erfolgen. Wenn ausreichend Zeit besteht, kann sie gerne wiederholt werden.

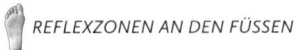

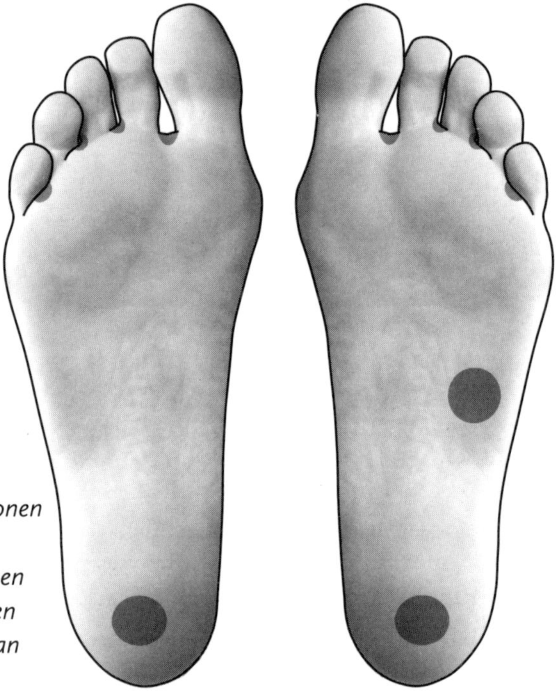

Die Reflexzonen des Lymph-systems liegen zwischen den Zehen und an den Fersen.

Lymphknoten

Verdickungen der Lymphwege, die Lymphknoten, filtern die Gewebsflüssigkeit und verhindern so, dass schädliche Erreger ins Blut eindringen können. Zudem bilden die Lymphknoten die sogenannten Lymphozyten. Das sind wichtige Akteure unseres Abwehrsystems, die Antikörper produzieren und Abwehrreaktionen zum Schutz unserer Gesundheit auslösen. Die Lymphknoten, zu ihnen gehören übrigens auch die Mandeln, finden sich konzentriert an beiden Seiten des Halses, in den

Die Schutztruppen unseres Körpers

Die körpereigene Abwehr bildet die Verteidigungslinie des Organismus. Dabei handelt es sich nicht um ein einzelnes Organ. Vielmehr gibt es wie in einer Armee spezialisierte Einheiten, die auf alle Körpergewebe und Körperflüssigkeiten verteilt ist. Die wichtigsten Truppen im Kampf gegen Eindringlinge sind die Lymphozyten, die Fresszellen (Makrophagen) und die Killerzellen.

Die T-Lymphozyten – T kommt von Thymusdrüse, weil diese Abwehrzellen hier ihr Handwerk lernen – sind gewissermaßen die Ausweiskontrolle. Denn sie treffen die Unterscheidung zwischen „körpereigen" oder „körperfremd". Nach der Ausweiskontrolle geht es zur Einwanderungsbehörde. Hier sitzen die B-Lymphozyten, die sich ganz auf das Erkennen von Fremdlingen spezialisiert haben. Sobald sie einen solchen, Antigen genannt, erwischt haben, produzieren sie Antikörper. Diese heften sich wie Kletten an den Eindringling und geben den anderen Immunzellen das Signal zum Angriff.

Ist der Verteidigungsfall eingetreten, rücken noch nicht alle Schutztruppen zugleich an. Erst einmal versuchen Mikro- und Makrophagen, der Situation Herr zu werden: Sie docken an die Fremdlinge an, umschlingen diese und lösen sie auf. Danach springen die natürlichen Killerzellen in die Presche und erledigen den Rest. Zudem lösen sie entartete und funktionsuntüchtige Zellen auf. Geht es härter zur Sache, werden B- und T-Lymphozyten auf den Plan gerufen. Sie können zielgerichteter als das erste Einsatzkommando gegen die Gefahr vorgehen.

Diese Erkenntnisse stammen aus umfangreichen Forschungen über unser Abwehrsystem – der Immunologie, einem faszinierenden und noch recht jungen Wissenschaftsbereich.

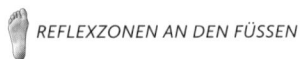

Achselhöhlen, in den Leistenbeugen und im Becken sowie in den Kniekehlen. In Zeiten eines überbeanspruchten Abwehrsystems sammeln sich vermehrt weiße Blutkörperchen in den Lymphknoten an, wodurch diese deutlich tastbar anschwellen. Dies ist ein Alarmsignal: Der Körper wird von Krankheitserregern „attackiert", von denen er sich zu befreien versucht.

Lymphbahnen

Der größte Lymphkanal ist der Milchbrustgang, welcher exakt über der Wirbelsäule durch den Körper verläuft. In ihm wird Lymphe aus dem gesamten Körper gesammelt und über die linke Schulter wieder dem Blutkreislauf zugeführt. Eine weitere wichtige Lymphbahn ist der rechte Hauptlymphgang, der durch den rechten Arm und die rechte Schulter zieht und über diese die aufgefangene Lymphe dem Blutstrom zuleitet.

Milz

Dieses große und gefäßreiche Organ, im linken Bauchraum hinter dem Magen gelegen, spielt eine bedeutende Rolle im Immunsystem. Denn in der Milz werden die weißen Blutkörperchen, die Lymphozyten, produziert. Dies sind „immunkompetente" Zellen, die der Abwehrkraft des Körpers dienen. Lymphozyten haben die Fähigkeit, Krankheitserreger und Antigene aufzuspüren und gezielt anzugreifen, indem sie Antikörper bilden. Ferner eliminiert die Milz alte rote Blutkörperchen, filtert Giftstoffe aus der Lymphe und dient darüber hinaus als Blutreservoir.

Thymusdrüse

Dieses lymphatische Organ liegt im Brustraum, hinter dem Brustbein. In der Kindheit ist die Thymusdrüse am größten, ihre maximale Größe erreicht sie zwischen dem zehnten und zwölften Lebensjahr. Dann bildet sie sich zurück: Beim Erwachsenen hat sie sich bis auf wenige Reste in Fettgewebe umgewandelt. Ihre Aufgabe besteht in der Produktion von Lymphozyten und der Ausbildung der Abwehrkraft der einzelnen Zellen, medizinisch zelluläre Immunität genannt.

Heilanzeigen für die Massage der Zonen des Lymphsystems

→ Geschwächtes Immunsystem: Aktivieren aller Zonen des Lymphsystems

→ Kopfschmerzen: Aktivieren der Zonen der oberen Lymphwege

→ Asthma, Heuschnupfen und andere allergische Erkrankungen: sanfte aktivierende Massage der Zwischenräume von zweiter und dritter Zehe sowie von dritter und vierter Zehe sowie der Milzzone

→ Infektionen und Entzündungen: Aktivieren aller Zonen des Lymphsystems

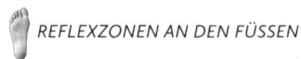

Zonen der Atemwege

In Indien sagt man: „Atmen ist Leben." Und tatsächlich spiegelt sich in der Atmung unser Lebensrhythmus wider. Denn mit der Tiefe und Geschwindigkeit des Atmens reagieren wir ganz spontan auf Umwelteinflüsse. Abgesehen davon erhält uns Atmen am Leben, denn ohne Sauerstoff wäre unser Körper nicht lebensfähig. Der Sauerstoff wird mit der eingeatmeten Luft aufgenommen und über das Blut an alle Zellen des Körpers transportiert, wo er für einen funktionierenden Stoffwechsel sorgt.

Im Vergleich zu den oftmals sehr ineinander verwobenen Reflexzonen anderer Organsysteme sind die Zonen der Atemwege klar und übersichtlich angeordnet. Sie befinden sich alle im Bereich des Mittelfußes: die der Luftröhre zwischen dem ersten und zweiten Mittelfußknochen, die Zonen der Bronchien in den anderen drei Furchen. Die Lungenzonen erstrecken sich an der Fußsohle sowie am Fußrücken vom dritten bis zum fünften Mittelfußknochen. Die Luftwege des Atemsystems im Brustraum umfassen die Luftröhre und die sich in den rechten und linken Lungenflügel verzweigenden Bronchien.

Lunge

Die Atemwege versorgen alle Zellen unseres Körpers mit dem lebensnotwendigen Sauerstoff, der zur Verarbeitung von Nährstoffen sowie zur Bereitstellung von Energie benötigt wird. Den wichtigsten Part in diesem Geschehen übernehmen die Lungen, die oberhalb des Zwerchfells, gut geschützt durch die Rippen, im Brustkorb liegen. Jeder der beiden kegel-

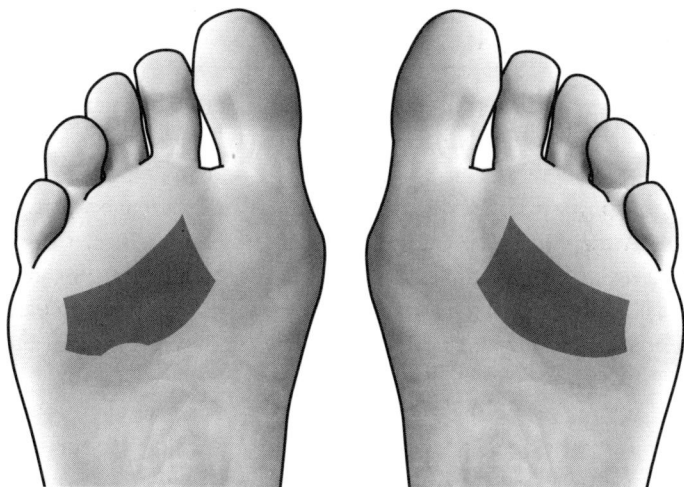

Die Lage der Zonen der Atemwege.

förmigen und schwammartigen Lungenflügel besteht aus einem Netz hohler Röhren und Lungenbläschen, den Bronchiolen und den Alveolen. In den kleinen Lungenbläschen läuft der eigentliche Atmungsvorgang ab: die Abgabe von Kohlendioxid und die Aufnahme von Sauerstoff.

Während des Einatmens bewegen sich die Rippen nach oben und nach außen und die unter der Lunge liegende große Muskelplatte, das Zwerchfell, nach unten. Dadurch erweitert sich der Brustkorb, und sauerstoffreiche Luft wird durch die Luftröhre in die Lungen eingesaugt. Beim Ausatmen ist es genau umgekehrt: Die Rippen bewegen sich nach unten und innen und das Zwerchfell nach oben. In der Folge zieht sich der Brustkorb zusammen und presst die Luft, die nun mehr Kohlendioxid als Sauerstoff enthält, durch Nase und Mund aus dem Körper hinaus.

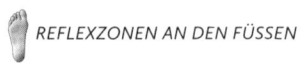

Luftröhre

Die durch die Nase oder den Mund eingeatmete Luft wird zunächst beim Durchströmen der Nasen- und Rachengänge angewärmt und angefeuchtet, anschließend strömt sie weiter in die Luftröhre (Trachea). Dieser aus Knorpelspangen und Bindegewebe bestehende „Schlauch" ist innen mit glatter Muskulatur und Schleimhaut ausgekleidet und verbindet den Kehlkopf mit dem Bronchialbaum: jener Stelle, an der sich die Luftröhre in die beiden Hauptbronchien teilt.

Bronchien

Als Bronchien bezeichnet man die Hohlorgane der Lunge, die nach der Luftröhre zur Weiterleitung der Atemluft dienen. Nach dem Bronchialbaum verzweigen sich nach rechts und nach links je eine Hauptbronchie, die in die rechte und linke

Heilanzeigen für die Massage der Zonen der Atemwege

→ Krampfhusten und Asthmaanfall: starkes Aktivieren der Luftröhrenzonen an beiden Füßen gleichzeitig mit Daumen und Zeigefinger (Zangengriff)
→ Verspannungen und Schmerzen im Zwischenrippenraum: starkes Aktivieren der Luftröhrenzonen an beiden Füßen
→ Erkältungen und grippale Infekte: Aktivieren der Zonen der Bronchien und der Lunge
→ Halsschmerzen und Heiserkeit: Sedieren der Zonen der Luftröhre

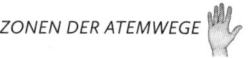

Lungenwurzel münden. Nach ihrem Eintritt in die Lunge ver-ästeln sich die Hauptbronchien wie ein Baum jeweils in viele, immer zarter werdende Zweige. Der Aufbau der Bronchien entspricht im Wesentlichen dem der Luftröhre.

Die feinsten Verästelungen der Bronchien werden Bron-chiolen genannt. Sie sind mit glatter Muskulatur und feinen Flimmerhärchen ausgestattet und besitzen seitliche Aus-buchtungen, die Lungenbläschen (Alveolen). Dort findet der Gasaustausch statt.

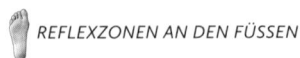

Zonen von Herz und Kreislauf

Bei den Zonen des Herzes gibt es eine Besonderheit: Es finden sich an den Füßen nicht nur die dem Organ zugehörigen Reflexzonen, sondern auch Bezugszonen. Da das Herz in der linken Körperhälfte platziert ist, liegt auch die zu diesem wichtigen Organ gehörende Bezugszone am linken Fuß: an der linken Fußsohle unter der Ballenauftrittsfläche, zwischen zwei gedachten Linien von den Zehengrundgelenken der zweiten und dritten Zehe aus nach unten. Die Organzone des Herzes finden Sie an beiden Füßen – von der Mitte des ersten Mittelfußknochens ausgehend bis hinauf zum Grundgelenk der großen Zehe. Die Kreislaufzonen liegen in den Furchen zwischen den Mittelfußknochen auf beiden Fußrücken.

Wann muss nun die Herzzone selbst und wann die Bezugszone des Herzes behandelt werden? In der Regel gilt: Zur allgemeinen Harmonisierung und zur Gesundheitsvorsorge sollte man beide Zonen massieren, bei nervösen und akut auftretenden Herzbeschwerden nur die Bezugszone.

Das Kreislaufsystem besteht aus dem Herzen, den Blutgefäßen – Arterien, Venen und Kapillaren – sowie dem lymphatischen System, da dieses eng an den Blutkreislauf gekoppelt ist. Die Reflexzonen des Lymphsystems sowie seine Organe und Funktionen wurden bereits auf Seite 55 ff. beschrieben.

Herz

Unzählige Märchen, Lieder und Gedichte zeugen davon, dass das Herz das Zentrum des Menschen, der Sitz seiner Seele und seiner Emotionen ist. Nicht nur im seelisch-emotionalen

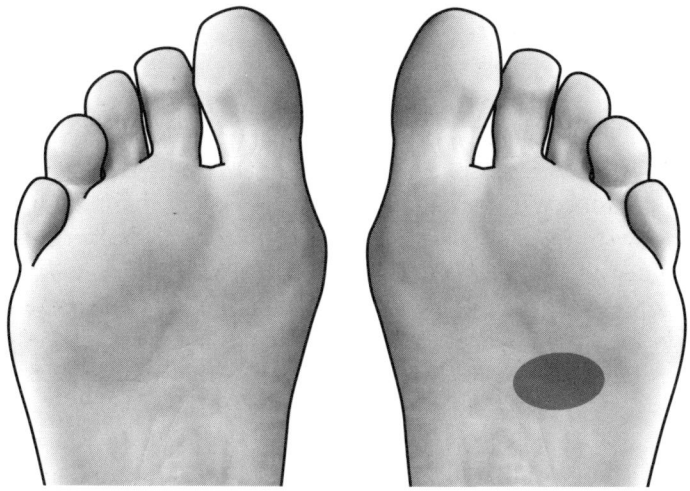

Die Herzzone liegt an der linken Fußsohle.

Bereich steht das Herz im Mittelpunkt, sondern auch auf der körperlichen Ebene. Wenn es aufhört zu schlagen und damit die Versorgung des Gehirns und der Zellen des Körpers mit sauerstoffreichem Blut unterbrochen wird, erlahmen in kürzester Zeit alle unsere Lebensfunktionen.

Das muskulöse faustgroße Hohlorgan liegt in der Brusthöhle, etwas links hinter dem Brustbein. Wenn man die Hand in Höhe der fünften und sechsten Brustrippe auflegt, dort wo die Herzspitze gegen die Brustwand stößt, kann man deutlich fühlen, wie es schlägt. Dies tut es im Durchschnitt über 100.000 Mal am Tag: pro Minute etwa 70 Schläge. Dabei pumpt es 7.000 bis 8.000 Liter des roten Lebenssaftes von den Venen in die Arterien und von dort durch unseren gesamten Körper. Das Ganze über eine Entfernung von rund 100.000 Kilometern. Eine erstaunliche Leistung!

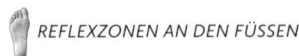

Eine Scheidewand, das Septum, trennt das Herz in eine linke und rechte Hälfte. Die Hälften bestehen jeweils aus einem dünnwandigen Vorhof und einer dickwandigen Herzkammer. Die linke Hälfte ist verantwortlich für den Körperkreislauf, die rechte für den Lungenkreislauf. Sauerstoffarmes Blut strömt in den rechten Vorhof und wird durch die Herzklappe in die rechte Herzkammer gepresst. Von dort pumpt es die Lungenarterie in die Lunge, in der das Blut wieder mit Sauerstoff angereichert wird und durch die Lungenvenen zurück in den linken Vorhof fließt. Das sauerstoffreiche Blut strömt weiter in die linke Herzkammer und wird von dort über die Aorta in den Körperkreislauf gepumpt.

Blutgefäße

Bei den Blutgefäßen unterscheidet man zwischen Arterien, Venen und Kapillaren. Erstere sind die größten Blutgefäße, sie transportieren sauerstoffreiches Blut vom Herzen zu den Körperzellen. Die im Durchmesser kleineren Venen führen sauerstoffarmes Blut aus dem Körper wieder dem Herzen zu. Die feinsten Blutgefäße sind die Kapillaren, durch deren Wände das Blut in die umliegenden Gewebe austritt. Diese feinen Gefäße sorgen dafür, dass auch die entlegensten Bereiche unseres Körpers mit Blut versorgt werden, denn sie erreichen jeden seiner noch so kleinen „Winkel".

Kreislaufsystem

Der Kreislauf ist dafür verantwortlich, dass Blut und andere lebenswichtige Substanzen wie beispielsweise Nährstoffe,

Heilanzeigen für die Massage der Zonen von Herz und Kreislauf

→ Probleme mit dem Blutdruck (zu hoher wie zu niedriger): mit einem leichten Zangengriff entlang der Furchen der Zehenzwischenräume massieren
→ Kreislaufstörungen: ebenfalls mit einem leichten Zangengriff entlang der Furchen der Zehenzwischenräume massieren
→ Nervöse und akut auftretende Herzbeschwerden: Aktivieren der Bezugszone des Herzes
→ Stärkung des Herzes und Vorbeugung von Herzbeschwerden: Aktivieren der Herzzonen

Hormone und Abwehrzellen durch unseren gesamten Körper transportiert werden und jede Körperzelle versorgen. Darüber hinaus übernimmt das Kreislaufsystem auch den Abtransport von Schlackenstoffen und Abfallprodukten des Stoffwechsels aus den verschiedenen Körpergeweben, indem es diese über das Blut der Leber und den Nieren zuführt.

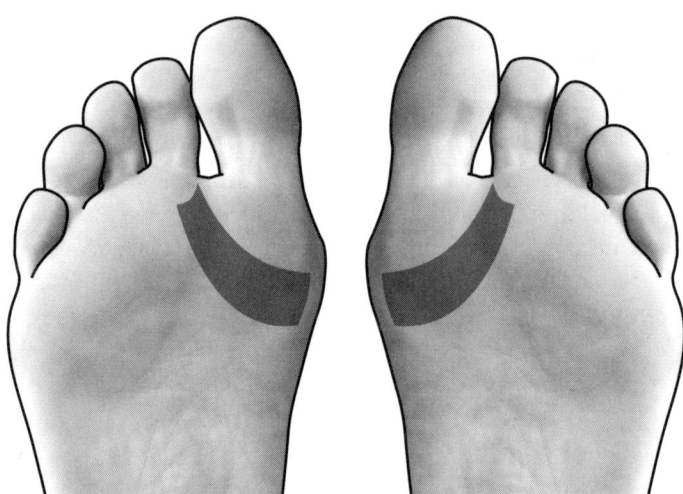

Die Zonen des Sonnengeflechts an den Füßen.

Zonen von Solarplexus und Zwerchfell

Die Zone des Zwerchfells liegt unterhalb des Quergewölbes auf beiden Fußsohlen und verläuft in einem Bogen über den gesamten Mittelfußbereich. Der Solarplexus (Sonnengeflecht), der am Körper oberhalb der Magengrube liegt, ist ein wichtiges Nervenzentrum. Seine Reflexzone beschränkt sich jedoch auf eine kleine Region direkt unterhalb des Ballens. Ihre Massage hat eine sehr positive Wirkung, die sich auf unseren gesamten Organismus erstreckt: Sie ist überaus entspannend, lindert Nervosität, verhilft zu einer tieferen Atmung und steigert somit das allgemeine Wohlbefinden.

Dementsprechend ist die Massage der Zone des Solarplexus auch Bestandteil der Behandlung vieler Beschwerden, insbesondere im Bereich der Psyche und der Seele.

Solarplexus

Der Solarplexus, auch Sonnengeflecht genannt, liegt exakt hinter der Magenwand, oberhalb der Magengrube. Dabei handelt es sich um ein engmaschiges Netzwerk autonomer Nerven, die den Bauchraum unterhalb des Zwerchfells versorgen. Seine Beinamen „Bauchgehirn" oder „nervöse Schaltstelle" deuten auf die wichtigen Funktionen des Solarplexus innerhalb unseres vegetativen – nicht bewusst zu steuernden – Nervensystems hin: Die Nerven des Sonnengeflechts bewirken jenes Gefühl, das jedem als „Schmetterlinge im Bauch" bekannt ist und das sich bei großer Aufregung, Nervosität und Angst, aber auch bei Freude einstellt.

Zwerchfell

Diese große, kuppelförmige Muskelplatte ist der wichtigste Muskel für unsere Atmung (S. 61f.). Das Zwerchfell trennt den Brustraum vom Bauchraum. Kaum beachtet spielt es eine große Rolle für die Atemfunktionen und für den Schutz der empfindlichen Lungen sowie der Organe im Bauchraum.

Heilanzeigen für die Massage der Zonen von Solarplexus und Zwerchfell

→ Stress, Nervosität, Schlafstörungen, innere Unruhe, Ängste: Aktivieren der Zonen von Sonnengeflecht und Zwerchfell

→ Nervös bedingte sonstige Beschwerden: ebenfalls Aktivieren der Zonen von Sonnengeflecht und Zwerchfell

Zonen der Verdauungsorgane

Angesichts der anatomischen Lage der Verdauungsorgane, ihrer Größe und ihrer Bedeutung für die Erhaltung der Körperfunktionen sowie für die Versorgung unseres Körpers nehmen die zugeordneten Reflexzonen viel Raum ein.

Die Reflexzone der Speiseröhre liegt an beiden Füßen im Zwischenraum zwischen Großzehe und zweiter Zehe und zieht sich hinunter bis in die Mitte zwischen erstem und zweitem Mittelfußknochen. Die Zone des Magens beginnt innen am Fuß, etwa in der Mitte des ersten Mittelfußknochens, und verläuft von dort halbkreisförmig zum zweiten Mittelfußknochen, um dann wieder innen am Fuß auf der gelenkigen Verbindung zwischen erstem Mittelfußknochen und erstem Keilbein zu enden. Direkt darunter liegt die Zone der Bauchspeicheldrüse und erstreckt sich zur Mitte des Fußgewölbes bis einschließlich des dritten Mittelfußknochens. Weiter nach unten schließt sich die Zone des Zwölffingerdarms an, die sich bis unterhalb des dritten Mittelfußknochens hinzieht.

Die Reflexzonen von Dünn- und Dickdarm finden Sie im unteren Drittel der beiden Fußsohlen. Die des Dickdarms verläuft vom äußeren Fußwurzelgebiet des rechten Fußes quer über die Sohlen beider Füße bis hinüber zum äußeren Fußwurzelgebiet des linken Fußes und mündet schließlich zur Fußmitte hin in die Zonen des Mastdarms. Die Dünndarmzone erstreckt sich großflächig an beiden Fußsohlen, im mittleren und unteren Drittel des Fußgewölbes, und wird von der Dickdarmzone eingerahmt. Die Mastdarmzonen liegen an beiden Fußinnenseiten unterhalb des Knöchels, auf einer gedachten senkrechten Linie vom Innenknöchel hinunter zur Fußsohle. Direkt über ihnen finden Sie an beiden

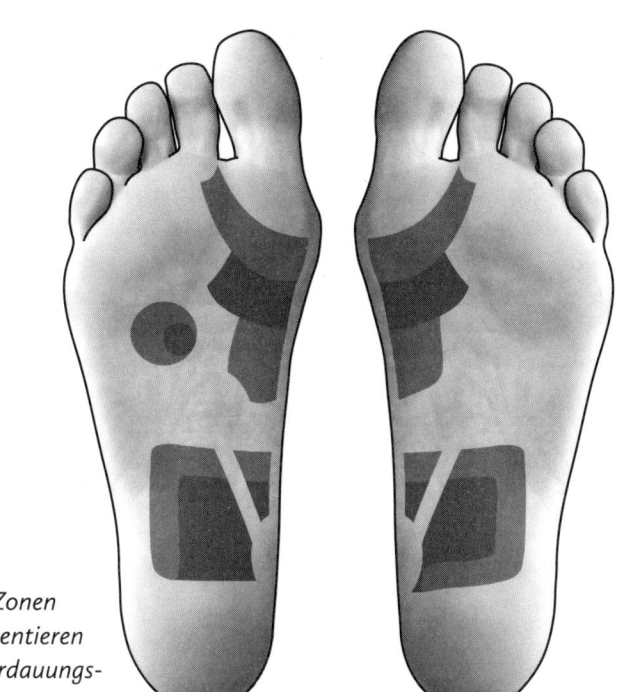

Viele Zonen repräsentieren die Verdauungs- organe.

Füßen die Zonen des Afters. Die Leberzone ist nur an der rechten Fußsohle zu finden, und zwar im Bereich des Mittel- fußknochens: Sie beginnt unterhalb der Gelenke des dritten und fünften Knochens und erstreckt sich hinunter bis zur Mitte des Fußgewölbes. Die Zone der Gallenblase liegt eben- falls an der rechten Fußsohle und zwar innerhalb der Leber- zone zwischen dem dritten und vierten Mittelfußknochen.

Die direkte Nähe der Zone der Gallenblase zur Zone der Le- ber spiegelt auch die enge Verbindung dieser beiden Organe in unserem Organismus wider.

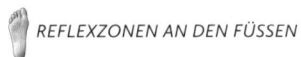

Speiseröhre

Rachenraum und Magen werden durch die Speiseröhre, einen
etwa 25 Zentimeter langen muskulösen Schlauch, miteinander verbunden. Die Speiseröhre, vom Mediziner Oesophagus
genannt, liegt hinter der Luftröhre und vor der Wirbelsäule
und hat die Aufgabe, die zerkleinerte Nahrung vom Mundraum in den Magen zu transportieren.

Magen

Unser Magen liegt gut geschützt im linken Oberbauch, etwa
auf der Höhe des unteren Rippenbogens. Er ist dem Darmtrakt, bestehend aus Dünn- und Dickdarm, vorgeschaltet. Er
bereitet die Nahrung auf ihre weitere Verarbeitung vor und
muss dazu täglich vielfältige Aufgaben erfüllen. Der Magen
nimmt entsprechend eine zentrale Stellung im Verdauungs-

Bauchhirn an Kopfhirn

Wie bitte, ein Gehirn im Bauch? Ja richtig, wenn auch nicht
so eines wie in unserem Kopf, aber dennoch ein Gehirn: ein
Nervengeflecht, das unseren gesamten Verdauungstrakt
durchzieht. Dieses Bauchhirn und das Kopfhirn stehen in
engem Kontakt miteinander. Über die sogenannte Gehirn-
Darm-Achse tauschen sie via Nervenverbindungen ständig
Informationen untereinander aus. Das erklärt, weshalb sich
psychische Einflüsse wie seelische Belastungen und Stress
direkt auf unsere Verdauungsorgane auswirken und uns „auf
den Magen schlagen" können.

prozess ein. Sehen wir uns seine engagierte Arbeit genauer an. Diese ist sehr umfangreich, weshalb der Magen eine wichtige Rolle bei der Verdauung innehat.

Zunächst speichert der Magen die vorverdaute Nahrung, die ihm aus der Speiseröhre angeliefert wird. Durch rege mechanische Bewegungen – in der Magenwand sitzen kräftige Muskeln – werden die einzelnen Bestandteile der Nahrung gut miteinander vermengt. Jetzt beginnt die chemische Verdauung, im Zuge derer die Nahrung abgebaut wird und ihre Nährstoffe für uns verfügbar gemacht werden. Hierzu bedient sich unser Magen einer ganz besonderen Flüssigkeit: des Magensafts, von dem täglich bis zu drei Liter in den Zellen der Magenschleimhaut hergestellt werden. Der Magensaft enthält unter anderem Salzsäure, Verdauungsenzyme, Schleimstoffe und Bicarbonat. Ist der Nahrungsbrei ausreichend mit Magensaft durchmischt worden, befördern ihn die Magenmuskeln zum Ausgang unseres Magens. Von dort gelangt der Nahrungsbrei schubweise und stets nur in den Mengen, die gerade verarbeitet werden können, in den Dünndarm.

Dünndarm

Im Dünndarm, zu dem auch der Zwölffingerdarm gehört, findet ebenfalls ein großer Teil der Verdauung statt: Auf einer Länge von etwa vier Metern zerlegt er den Nahrungsbrei in einfache Bestandteile. Die davon verwertbaren Stoffe werden von den Blut- und Lymphgefäßen in der Darmwand, den Zotten, aufgenommen und über den Kreislauf den Körpergeweben zugeführt. Damit kommt dem Dünndarm eine bedeutende Aufgabe bei unserer Versorgung mit wertvollen Nährstoffen zu.

Dickdarm

Der Dickdarm umgibt den Dünndarm wie ein Rahmen und unterteilt sich in den Blinddarm, in einen aufsteigenden Abschnitt auf der rechten Bauchseite nach oben, einen querliegenden hinüber zur linken Bauchseite und einen absteigenden Abschnitt hinunter in den linken Unterbauch. Dann mündet er in den Mastdarm und After.

Im Dickdarm wird dem Speisebrei weiterhin Wasser entzogen, sodass er langsam zu Kot verdickt. Daneben befinden sich in diesem Darmabschnitt auch viele Bakterien (Darmflora), die Krankheitserreger aus der Nahrung unschädlich machen und Vitamine produzieren. Alles, was im Darmtrakt nicht verarbeitet und dem Körper nicht zugeführt werden konnte, wie beispielsweise abgestorbene Bakterien, Schleim oder Fasermaterial (Ballaststoffe), wird eingedickt, zum After weitergeleitet und dort ausgeschieden.

Leber

Sie ist das größte innere Organ unseres Körpers und befindet sich im rechten Oberbauch unterhalb des Zwerchfells. Die Leber hat überaus wichtige Aufgaben. Zum einen dient sie der Verarbeitung von Kohlenhydraten, Fetten und Eiweißen, zum anderen der Speicherung und der Reinigung des Blutes, der Speicherung von Eisen, der Bereitung von Harnstoff sowie natürlich der Entgiftung des gesamten Organismus. Darüber hinaus produziert sie die Galle, jene Flüssigkeit, die unser Körper dringend zur Verdauung und zur Verwertung von Fetten benötigt. So hängen die Funktionen von Leber und Gallenblase sehr voneinander ab, was sich auch in der Lage ihrer Zonen zeigt.

Gallenblase

Über den Gallengang fließt die Galle in die Gallenblase, wo sie gespeichert und bei Bedarf freigesetzt wird.

Bauchspeicheldrüse

Die im Durchschnitt 15 Zentimeter lange Bauchspeicheldrüse liegt quer im Oberbauch, hinter dem Magen. Sie ist zuständig für die Produktion von Verdauungssaft. Dieser Saft enthält zahlreiche Enzyme, die der Verdauung von Eiweiß, Kohlehydraten und Fett dienen. Zudem werden in der Bauchspeicheldrüse Hormone gebildet, unter anderem das Insulin und sein Gegenspieler, das Glukagon. Diese beiden Hormone regulieren den Blutzuckerspiegel im Körper. Störungen in ihren Funktionen können zu Diabetes mellitus, der Zuckerkrankheit, führen.

Heilanzeigen für die Massage der Zonen der Verdauungsorgane

→ Nervöser Magen und Magenschleimhautentzündung: Sedieren der Magenzonen für jeweils 10 Sekunden
→ Hämorrhoiden: beruhigende Massage der Afterzonen
→ Durchfall und Verstopfung: aktivierende Massage der Darmzonen
→ Mangelnde Bildung von Magensäure: Aktivieren der Magenzonen
→ Verdauungsstörungen sowie nervöse Reizzustände des Darms: beruhigende Massage der Zonen von Dünn- und Dickdarm

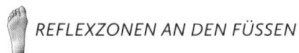

Harnwegs- und Nierenzonen

Die Fußzonen von Nieren, Harnleiter und Harnblase sind ihren Bezugsorganen auffallend ähnlich. Die Zonen der Nieren und Nebennieren, die sich an beiden Füßen zwischen dem zweiten und dritten Mittelfußknochen, etwa in der Mitte des Fußsohlengewölbes befinden, haben die Form einer Niere. Ebenfalls an beiden Fußsohlen finden Sie die Zonen der beiden Harnleiter, die gleich an die Nierenzonen anschließend, schräg nach unten zur Fußinnenseite in Richtung Ferse verlaufen. Die Reflexzone der Harnblase liegt an der Fußinnenseite, auf dem schnabelartigen Vorsprung des Fersenbeins. Sie ist meist als kleines Gewebepolster deutlich erkennbar. Die Zone des Blasenschließmuskels findet sich direkt dahinter, ein klein wenig weiter in Richtung Ferse gelegen.

Nieren

Die Nieren sind die „Klärwerke" unseres Körpers. Sie befreien ihn von schädlichen Stoffen und regulieren den Blutdruck sowie den Wasser- und Salzhaushalt. Darüber hinaus bilden sie wichtige Hormone.

Im Normalfall hat jeder Mensch zwei Nieren. Sie wiegen zwischen 200 und 300 Gramm, sind im Durchschnitt zehn Zentimeter lang und fünf Zentimeter breit. Die Nieren liegen hinter dem Bauchfell, wobei die rechte Niere etwas tiefer platziert ist als die linke. Um sie vor Stößen zu schützen, sind die Nieren von Fettgewebe umgeben. In dieses sind die beiden Nierenkapseln aus straffem Bindegewebe eingebettet, die das Nierengewebe umschließen, das in Nierenrinde und -mark eingeteilt wird. In der äußeren Nierenrinde befinden

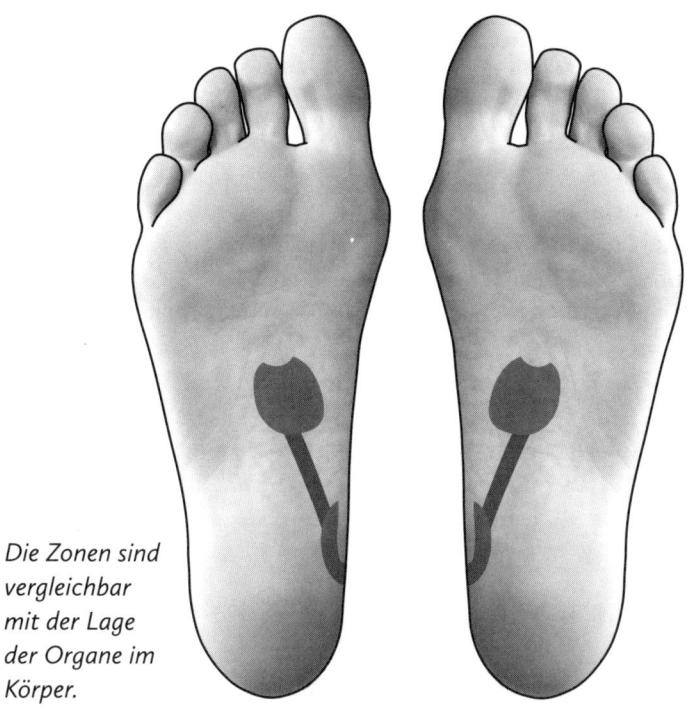

Die Zonen sind vergleichbar mit der Lage der Organe im Körper.

sich die Nierenkörperchen, in denen der sogenannte Primär-
harn produziert wird. Das innere Nierenmark besteht aus
einem fein verzweigten System zahlloser kleiner Röhrchen,
den sogenannten Nierentubuli. Sie münden schließlich in
die Nierenkelche, die wiederum das Nierenbecken bilden, aus
dem der Harnleiter abgeht. Nierenkörperchen und Nierentubuli stellen jeweils eine Funktionseinheit dar, ein sogenann-
tes Nephron. Jede Niere besteht aus 1,2 Millionen solcher kleinen funktionellen Einheiten. Die Nierenkörperchen werden
täglich von rund 1.500 Litern (!) Blut durchströmt, aus dem

sie überschüssiges Phosphat, Stoffwechselabfälle und Gifte herausfiltern. Diese Stoffe werden dann über die Nierentubuli mit dem Urin ausgeschieden. Daneben haben die Nieren noch weitere Aufgaben. So regulieren sie den Flüssigkeitshaushalt des Körpers und kontrollieren das Gleichgewicht der Mineralstoffe. Weiterhin sind sie mit an der Regulation des Blutdruckes und des pH-Wertes im Blut beteiligt. Dank Letzterem haben die Nieren einen großen Einfluss auf die Säure-Basen-Balance im Körper. Damit nicht genug: In den körpereigenen Klärwerken werden auch wichtige Hormone und Botenstoffe gebildet. Dazu gehören unter anderem das Eyrthropoietin, das für die Bildung roter Blutkörperchen zuständig ist, sowie die aktive Form von Vitamin D.

Über die Nebennierenrinde, die zum Hormonsystem gehört, lesen Sie auf Seite 85f. Wissenswertes.

Harnleiter

Diese beiden etwa dreißig Zentimeter langen Muskelschläuche verbinden die Nieren mit der Harnblase. Sie verlaufen vor den Lendenwirbeln abwärts und leiten den in den Nieren gebildeten Urin in die Harnblase.

Harnblase

Die Harnblase, ein muskulöses Hohlorgan, liegt im kleinen Becken hinter der Schambeinfuge und dient als Sammelreservoir für den Urin. Sobald Urin aus den beiden Harnleitern in die Blase tropft, entspannen sich die Blasenwände, um diesen aufzunehmen: Ist die Blase mit etwa einem Viertel Liter Harn

Heilanzeigen für die Massage der Harnwegs- und Nierenzonen

→ Nierengrieß: sanftes Aktivieren der Nierenzonen zur Unterstützung der Ausschwemmung
→ Harnträufeln: Aktivieren der Blasenschließmuskelzone
→ Harnverhalten: sedierende Massage der Blasenschließmuskelzone
→ Bettnässen: Aktivieren der Blasenschließmuskelzone und Sedieren der Solarplexuszone (S. 68)
→ Blasenreizung oder -entzündung: Sedieren der Blasenzone

gefüllt, werden Nervensignale an das Gehirn übermittelt und so der Harndrang ausgelöst.

Der Abfluss des Harns wird durch die Blasenschließmuskeln geregelt. Das sind zwei Muskelringe, die den Ausgang zur Harnröhre fest geschlossen halten und die willentlich zur Entspannung und damit zur Öffnung veranlasst werden können. So wird der Urin dann über die Harnröhre ausgeschieden.

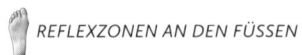

Zonen der Beckenorgane

Im Beckenbereich liegen neben den Harnwegsorganen auch die Geschlechtsorgane: bei Frauen die Eierstöcke, Gebärmutter und Eileiter, bei Männern Prostata (Vorsteherdrüse) und Hoden. Die Reflexzonen der Keimdrüsen, also der Eierstöcke beziehungsweise der Hoden, liegen jeweils an den Fußaußenseiten – direkt unterhalb des Außenknöchels. An der Fußinnenseite, ebenfalls direkt unterhalb des Knöchels, finden Sie die Reflexzonen der Gebärmutter und der Prostata. Die Zone

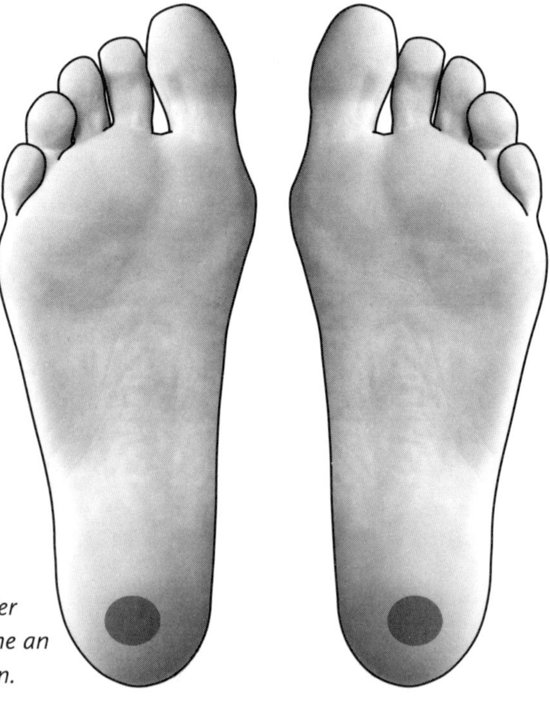

Die Zonen der Beckenorgane an beiden Füßen.

des Eileiters und des Leistenkanals beginnt an der Fußaußenseite oberhalb des Sprungbeines und verläuft um den Fußrücken herum bis zur Fußinnenseite. Diese Linie verbindet die beiden Reflexzonenbereiche – innen Gebärmutter und Prostata, außen Eierstöcke und Hoden – miteinander.

Eierstöcke

Die Eierstöcke sind etwa drei Zentimeter lang. Diese weiblichen Geschlechtsdrüsen liegen zu beiden Seiten der Gebärmutter im unteren Beckenbereich. In ihnen werden die Eizellen sowie die beiden Hormone Östrogen und Progesteron gebildet, welche unter anderem den monatlichen Zyklus steuern. Die Eierstöcke sind mithin überaus wichtige Akteure im weiblichen Hormonhaushalt – auch über die Wechseljahre hinaus.

Eileiter

Die beiden Eileiter, jeweils etwa zwölf Zentimeter lange Kanäle, verbinden Eierstöcke und Gebärmutter. In ihnen werden die nach dem Eisprung ausgestoßenen reifen Eizellen in die Gebärmutterhöhle transportiert. Dies geschieht durch das rhythmische Schlagen feinster Flimmerhärchen, die aus der Zellschicht hervorlugen, welche die Eileiter auskleidet. Darüber hinaus findet in den Eileitern auch die Durchmischung der Spermien mit den Eizellen und damit unter Umständen auch die Befruchtung statt. Die Möglichkeit der Befruchtung kann durch Abbinden oder Durchtrennen der Eileiter verhindert werden; dies geschieht bei der Sterilisation, die eine Frau jedoch für immer unfruchtbar macht.

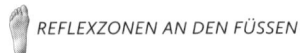

Gebärmutter

Am oberen Ende der Scheide, hinter der Harnblase und vor dem Mastdarm, liegt die Gebärmutter. Dieses birnenförmige Hohlorgan ist mit einem dicken Drüsenepithel sowie zahllosen Flimmerhärchen ausgekleidet und wird durch Bänder und Muskelfasern in seiner Lage gehalten. Durch eine dicke Muskelschicht nach außen geschützt, kann die Gebärmutter im Bedarfsfall eine sichere Wiege für neu entstehendes Leben bieten. Außer das Ungeborene zu schützen, hat die Gebärmutter auch die Aufgabe, es zu ernähren.

Hoden

Die beiden pflaumenförmigen Hoden liegen außerhalb des Körpers im Hodensack, einer dunkel pigmentierten Hauttasche hinter dem Penis. Am hinteren Ende des Hodensacks treten Samenleiter, Samenstrang sowie Nerven in die Hoden ein und aus. Der Samenleiter dient der Beförderung der Spermien zur Harnröhre in den Penis.

Prostata

Die Vorsteherdrüse umgibt den ersten Abschnitt der Harnröhre gleich unterhalb der Blase und produziert Sekrete, die der Erhaltung der Spermienaktivität und gewissermaßen als „Treibstoff" der männlichen Samenzellen dienen. Denn die Prostatasekrete enthalten unter anderem Fruchtzucker, auch „Spermazucker" genannt, der die Spermien gewissermaßen ernährt. Damit ist gewährleistet, dass ihnen genü-

Heilanzeigen für die Massage der Zonen der Beckenorgane

→ Menstruationsbeschwerden (Schmerzen, Krämpfe etc.): Sedieren aller Beckenorganzonen, jeweils immer zwei Tage vor dem Eisprung sowie zwei Tage vor Beginn der Menstruation

→ Unregelmäßige Periode: aktivierende Massage der Hypophysenzone (S. 39) und längere aktivierende Massage der Zonen der Eierstöcke

gend Energie zur Bewegung innerhalb des Samenleiters und später im Eileiter der Frau zur Verfügung steht.

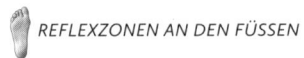

Zonen der endokrinen Drüsen

Das System der endokrinen Drüsen ist über den gesamten Körper verteilt. Die endokrinen Drüsen produzieren Substanzen, die direkt in den Blutkreislauf übergehen: die Hormone (im Gegensatz zu exokrinen Drüsen, wie die Schweißdrüsen, die Sekrete nach außen ausscheiden). Hormone sind körpereigene Botenstoffe, die im Zusammenspiel mit dem Nervensystem alle Vorgänge des Stoffwechsels, des Wachstums, der Fortpflanzung sowie des emotionalen Befindens steuern. Der „Boss" der

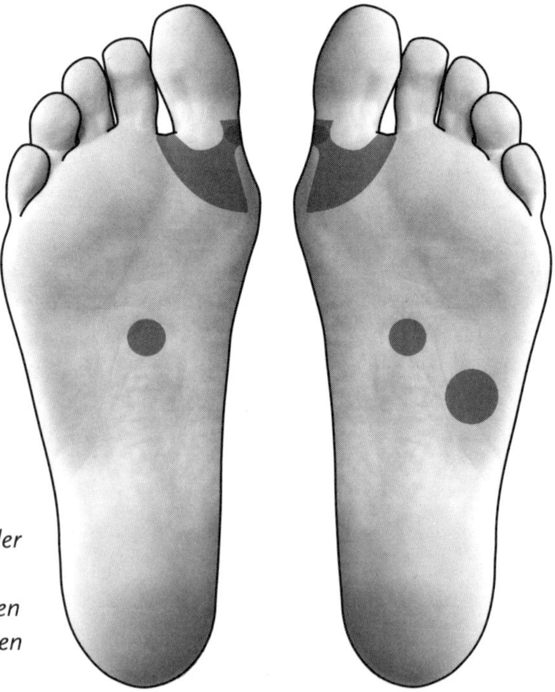

Die Zonen der endokrinen Drüsen finden sich an beiden Füßen.

endokrinen Drüsen ist die Hirnanhangsdrüse (Hypophyse, S. 39). Die von ihr gebildeten Hormone beeinflussen und steuern die meisten anderen Hormondrüsen unseres Körpers.

Die Zone der Schilddrüse liegt auf beiden Fußsohlen direkt am Ballen, unterhalb der gelenkigen Verbindung zwischen Zehenglied und erstem Mittelfußknochen (Grundgelenk der großen Zehen). Sie findet sich, in verkleinerter Ausgabe, noch einmal am Fußrücken an der gleichen Stelle. Wiederum an den Fußsohlen, in der Mitte des Fußgewölbes, zwischen dem zweiten und dritten Mittelfußknochen, verlaufen die Nebennierenzonen halbkreisförmig schräg nach oben. Die Milzzone befindet sich nur auf der linken Fußsohle, und zwar an der Außenseite: etwa in der Mitte der Strecke zwischen dem Grundgelenk der vierten Zehe und der Ferse.

Schilddrüse

Im Hals, rund um die Luftröhre gelegen, produziert die Schilddrüse das Hormon Thyroxin. Es ist für sämtliche Wachstumsvorgänge in unserem Körper von großer Bedeutung. Darüber hinaus steuert die Schilddrüse die Geschwindigkeit der Stoffwechselvorgänge und hält den Kalziumspiegel im Blut konstant.

Nebennieren

Diese beiden endokrinen Drüsen sitzen wie kleine Mützen am oberen Ende der Nieren (S. 76ff.) und unterteilen sich ihren Funktionen gemäß in zwei unterschiedliche Bereiche: Nebennierenmark und Nebennierenrinde. Im Mark werden die beiden

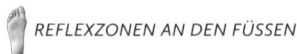

lebenswichtigen Hormone Adrenalin und sein Gegenspieler Noradrenalin gebildet, die auf das Nervensystem einwirken. In der Nebennierenrinde werden Kortikosteroide produziert. Das sind Substanzen, die den Zuckerstoffwechsel regulieren und antiallergische sowie entzündungshemmende Eigenschaften besitzen. Darüber hinaus bildet die Rinde Hormone, welche die Resorption von Wasser und Natrium in den Nieren sowie die Ausscheidung von Kalium steuern und die Produktion der Geschlechtshormone Testosteron, Östrogen und Progesteron in den Keimdrüsen (Eierstöcke, S. 81, und Hoden, S. 82) stimulieren.

Langerhans'sche Inseln

Die Zellen der Langerhans'schen Inseln finden sich als unregelmäßige Häufchen in der gesamten Bauchspeicheldrüse (S. 75) verteilt. In ihnen werden die beiden Hormone Insulin und Glukagon hergestellt, die für die Regulation des Blutzuckerspiegels unerlässlich sind. Sie gelangen über die Venen der Bauchspeicheldrüse in den Blutkreislauf und werden so im gesamten Körper verteilt.

Heilanzeigen für die Massage der Zonen der endokrinen Drüsen

→ Stärkung des Immunsystems: aktivierende Massage der Nebennierenzonen

→ Allergien: Aktivieren der Nebennierenzonen

→ Schilddrüsenunterfunktion: stärkeres Aktivieren der Schilddrüsenzonen

→ Schilddrüsenüberfunktion: Sedieren der Schilddrüsenzonen

Extra

Gut zu Fuß, einfach und jeden Tag

Gepflegte Füße sind nicht nur aus optischen Gründen erstrebenswert, sondern sie stellen auch einen wirksamen Schutz vor Erkrankungen dar. Kontrollieren Sie Ihre Füße regelmäßig. So können Sie feststellen, ob sich Hühneraugen, übermäßige Hornhautbildung und Fußpilz sowie Fehlhaltungen oder gar Verformungen eingeschlichen haben.

Der regelmäßige Fuß-Check lässt sich gut morgens nach dem Duschen oder Baden durchführen. Dann ist man ohnehin mit dem Abtrocknen und Eincremen der Füße befasst und kann dabei zugleich einen prüfenden Blick auf sie werfen.

Für einen guten Auftritt

Beginnen wir mit dem Schuhwerk. Leider schaden viele modische Schuhe den Füßen: Zu spitze oder harte Schuhe engen die Zehen ein und erhöhen das Risiko für Nagelpilzerkrankungen. Denn der Druck, der durch spitze Schuhe von vorn auf die Zehen wirkt, führt zu quer verlaufenden Staufurchen der Nagelplatte und zu ihrer Verkrümmung und Ablösung. Dadurch entstehen kleine Spalten und Hohlräume zwischen Nagelplatte und Nagelbett, die ideale Eintrittspforten für Pilzerreger sind.

Ebenso wichtig wie die richtige Passform ist ein atmungsaktives Material, das die Fußfeuchte schnell wieder ableitet. Das Klima in belüfteten Schuhen bietet auch möglichen Pilzerkrankungen einen schlechteren Nährboden, da Pilze nur in einer feuchten Umgebung besonders schnell wachsen. Tragen Sie daher Schuhe mit einem atmungsaktiven Obermaterial wie Leder oder modernen Mikrofasern. Turnschuhe sollten Sie nur für die Zeit des Sports anziehen und Ihren Füßen danach Zeit zum Auslüften und Abtrocknen geben. Auch Gummistiefel verursachen einen chronischen Feuchtigkeitsstau.

Der Schuhkauf

Damit Ihre Füße Sie gesund über weite Strecken tragen können, sollten Sie bereits beim Schuhkauf an einige Punkte denken:

→ Kaufen Sie Schuhe erst am Nachmittag ein. Dann sind Ihre Füße stärker angeschwollen als morgens, und Sie laufen nicht Gefahr, zu kleine Schuhe zu kaufen.

→ Probieren Sie immer beide Schuhe an und gehen Sie ein paar Schritte.

→ Im Stand bei voller Belastung darf der große Fußzeh nicht vorne am Schuh anstoßen, sondern er sollte noch etwa einen Zentimeter Platz haben.

→ Die Zehen sollten Sie noch deutlich zur Seite und nach oben bewegen können.

→ Der Schuh muss vorn so breit sein, dass die Zehen nebeneinander liegen.

→ Ist der Absatz zu hoch, wird Ihr Körpergewicht falsch verteilt. Bei Absätzen von mehr als vier Zentimetern Höhe verlagert sich zu viel Gewicht auf den Fußballen. Damit werden die Zehen zu sehr zusammengepresst.

→ Achten Sie auf eine elastische Sohle, damit Sie den Fuß gut abrollen können.

→ Tragen Sie nur Schuhe, die aus echtem Leder oder anderen natürlichen Materialien hergestellt sind. Füße weg von Schuhen aus synthetischen Materialien – und seien sie noch so hübsch.

→ Schuhe mit abgetretenen Sohlen und Absätzen sollten Sie baldmöglichst zum Schuster und nicht weiter an Ihren Füßen tragen.

→ Tragen Sie möglichst jeden Tag andere Schuhe, damit die einzelnen Paare jeweils gut durchtrocknen können.

→ Wechseln Sie zwischen höheren und flachen Absätzen ab – am besten mehrmals täglich – um Zehenverformungen, Venenleiden und Muskelbeschwerden in den Waden vorzubeugen.

→ Laufen Sie möglichst oft ohne Schuhe und tragen Sie, so oft es geht, offene und bequeme Schuhe wie Sandalen.

→ Benutzen Sie Socken und Strümpfe aus Naturfasern wie Baumwolle oder Wolle.

Pediküre

Nagelschere, Feile, Hornhauthobel & Co. sollten Sie regelmäßig zücken. Etwaige Wissenslücken in Sachen perfekter Pediküre schließen die nachfolgenden Seiten.

Zur täglichen Pflege der Füße genügt es, wenn Sie diese mit einer milden Seife oder Waschlotion reinigen und nach dem Baden oder Duschen vollständig trockenrubbeln – vor allem zwischen den Zehen. Mindestens einmal in der Woche sollten Sie sich Ihren Füßen dann intensiver widmen.

→ Bereiten Sie sich ein warmes Fußbad zum Einweichen der Nägel und der Horn- und Nagelhaut. In das Badewasser geben Sie einige Tropfen ätherisches Öl wie Ringelblume, schweißmindernden Lavendel oder Minze (erhältlich in Drogerien und Apotheken). Alternativ empfiehlt sich ein Salzfußbad (2 EL Meersalz auf 1 l Wasser), denn das regt die Durchblutung in Füßen und Beinen an. Setzen Sie sich dann bequem auf einen Stuhl und lassen Sie Ihre Füße etwa zehn Minuten lang in dem Bad ruhen.

→ Trocknen Sie dann Ihre Füße gut ab und rubbeln Sie anschließend mit dem Bimsstein die Hornhaut an Fersen und Ballen ab. Den Bimsstein feuchten Sie vor der Anwendung etwas an. Gegen dickere Hornstellen treten Sie, immer vorsichtig und nicht zu kräftig, mit dem Hornhauthobel an. Duschen Sie Ihre Füße ab, um die Hornhautreste zu entfernen, und kneten Sie sie gut durch.

→ Die vom Baden erweichte Nagelhaut schieben Sie sanft mit dem Rosenholzstäbchen zurück. Überstehende Hautreste entfernen Sie vorsichtig mit der Schere. Schneiden Sie jedoch niemals die Nagelhaut ab, denn damit würden Sie Nagelpilzen gleichsam die Türen öffnen: Die Nagelhaut schützt das Nagelbett vor dem Eindringen von Krankheitserregern – auch vor den unliebsamen Sporenbildnern. Eine Entfernung von Nagelhaut, die mitunter erforderlich sein kann, sollten Sie in jedem Fall einem professionellen Fußpfleger überlassen.

→ Wenden Sie sich nun den Zehennägeln zu. Hier gilt der Grundsatz: Schneiden ist gut, Feilen jedoch besser und schonender. Denn damit die Nägel nicht einwachsen, dürfen sie nicht zu kurz geschnitten werden. Bevor man zu viel abschneidet, sollte man die Feinarbeit deshalb lieber mit einer Feile erledigen. Damit lassen sich auch alle spitzen Ecken beseitigen. Wichtig: Nur in eine Richtung feilen, nicht hin und her. Verwenden Sie entweder Diamantfeilen, denn diese sind besonders scharf und effektiv, oder noch besser Sandblattfeilen. Ist der Nagel nach innen gekrümmt, so polieren Sie den Nagel mit der Feile oberhalb der Nagelhaut glatt. So wird der Nagel beim weiteren Wachsen flacher und kann nicht mehr in die Haut stechen.

→ Setzen Sie sich abschließend bequem auf einen Stuhl oder den Badewannenrand und cremen oder ölen Sie Ihre Füße ein. Streichen Sie dabei über die Fußrücken, und massieren Sie Ihre Fußsohlen. Massieren Sie auch die Zehen.

Utensilien für die Fußpflege

→ Ätherische Öle oder Meersalz
→ Bimsstein
→ Hornhauthobel
→ Nagelschere oder Nagelzange
→ Sandfeile

→ Rosenholzstäbchen
→ Nagelöl
→ Körperöl oder fetthaltige Creme
→ Nagellackentferner
→ Wattepads
→ Frotteehandtuch

EXTRA: GUT ZU FUSS, EINFACH UND JEDEN TAG

Fußpackung

Wenn Sie Ihren Füßen noch eine besondere Behandlung angedeihen lassen möchten, machen Sie anschließend an die Pediküre eine Fußpackung. Das regt die Durchblutung an und macht die ohnehin meist trockene Haut an den Füßen zart und geschmeidig.

Für die Fußpackung tragen Sie Körperlotion oder -öl etwas dicker auf beide Füße auf und wickeln diese anschließend mit Alufolie ein. Dann ziehen Sie Socken darüber, legen die Füße bequem hoch und lassen die Packung 15 Minuten einwirken. Anschließend packen Sie die Füße aus, tupfen Reste von Lotion oder Öl mit einem Kosmetiktuch ab oder massieren sie in die Haut ein.

Professionelle Fußpflege

Die Pediküre wie eben beschrieben lässt sich problemlos selbst durchführen, sofern Sie nicht in Ihrer Beweglichkeit eingeschränkt sind.

Bei Beschwerden an den Füßen sowie natürlich auch, um die Füße einfach mal verwöhnen zu lassen, empfiehlt sich eine professionelle Fußpflege. Diese sollten Sie nur von einer erfahrenen und speziell dazu ausgebildeten Fachkraft, vielfach einem Kosmetiker, durchführen lassen.

Bei manifesten Fehlstellungen der Füße und anderen Beschwerden sind die Behandlungen oftmals auch über die Krankenkasse abzurechnen. Dazu muss Ihnen der behandelnde Arzt ein Rezept ausstellen und der von Ihnen konsultierte Fußpfleger eine Kassenzulassung besitzen. Lassen Sie sich dazu auch von Ihrer Krankenkasse beraten.

Testen Sie Ihr Fußpilzrisiko

	Frage:	ja	nein
1	Juckt es Sie des Öfteren zwischen den Zehen oder an der Fußsohle?	○	○
2	Ist die Haut Ihres Fußes an einer oder mehreren Stellen gerötet und besonders trocken?	○	○
3	Schuppt sich Ihre Haut zwischen den Zehen manchmal?	○	○
4	Zeigt Ihre Fußsohle am Rand kleine Risse?	○	○
5	Hat einer Ihrer Zehennägel eine andere Farbe als die übrigen?	○	○
6	Haben Sie brüchige Zehennägel?	○	○
7	Haben Sie den Eindruck, dass einige Zehennägel dicker sind als andere?	○	○
8	Tragen Sie häufig Turnschuhe oder Stiefel?	○	○
9	Gehen Sie gerne ins Schwimmbad, ins Solarium oder in die Sauna?	○	○
10	Hatte in Ihrer Familie schon einmal jemand Fußpilz?	○	○
11	Wurde bei Ihnen eine Fußfehlstellung festgestellt?	○	○
12	Neigen Sie zu Hühneraugen, Druckstellen oder anderen Verletzungen an den Füßen?	○	○
13	Haben Sie oft kalte, feuchte Füße?	○	○
14	Leiden Sie an Diabetes oder Durchblutungsstörungen?	○	○
15	Müssen Sie Kortison einnehmen?	○	○
16	Sind Sie älter als 60 Jahre?	○	○

Auswertung

Frage 1 mit ja: Juckreiz an den Füßen ist ein ernst zu nehmendes Alarmzeichen. Irgendetwas stimmt mit Ihren Füßen nicht. Vielleicht ist die Haut nur gereizt, aber es könnte auch Fußpilz sein.

Frage 2, 3 und/oder 4 mit ja: Die Wahrscheinlichkeit, dass Sie einen Fußpilz haben, ist sehr hoch. Sie sollten unbedingt einen Arzt zur weiteren Abklärung aufsuchen.

Frage 5, 6 und/oder 7 mit ja: Die Wahrscheinlichkeit, dass Sie einen Nagelpilz haben, ist sehr hoch. Sie sollten unbedingt einen Arzt konsultieren und ihm Ihr Problem schildern.

Frage 8 bis 16: Je häufiger Sie mit „ja" geantwortet haben, desto höher ist Ihr Fußpilz- und Nagelpilzrisiko. Bereits ab zwei Ja-Antworten sollten Sie täglich Ihre Füße kontrollieren und Vorbeugemaßnahmen besonders sorgfältig beachten.

Wie Hände heilen

Die Massage der Reflexzonen ist eine Be„hand"lung im wahrsten Sinn des Wortes: Die sanften Bewegungen der Hand, das Symbol für Zuwendung schlechthin, stimulieren die einzelnen Zonen und lösen heilende Reaktionen an den ihnen zugeordneten Organen und Körperbereichen aus. Sie regulieren die Energien im Körper, beseitigen eventuelle Energieblockaden und fördern auf diese Weise das Selbstheilungsbestreben des Organismus.

Nachdem Sie nun mit der Lage der einzelnen Reflexzonen vertraut sind, lernen Sie im Folgenden, wie man eine Reflexzonenmassage durchführt. Alles, was sie dazu benötigen, sind Ihre Hände sowie das Wissen um die Grifftechniken, die Anwendung und die Möglichkeiten und Grenzen der Behandlung.

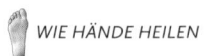

Das 1x1 der Reflexzonenmassage

Die therapeutische Arbeit an den Reflexzonen unseres Körpers ist eine der wirksamsten und zugleich eine der einfachsten Möglichkeiten zur Pflege der Gesundheit – sowohl zur Vorbeugung als auch zur Behandlung bestehender Beschwerden. Sie ist damit ideal für all jene, die ihre Gesundheit eigenverantwortlich auf sanfte und natürliche Weise erhalten möchten. Denn die Reflexzonenmassage sorgt dafür, dass Störungen im Energiefluss und damit im gesamten physischen wie psychischen Befinden im Vorfeld verhindert oder effektiv gelindert werden.

Bevor wir uns mit den ganz praktischen Dingen befassen – den Grifftechniken und anderem Wissenswertem zur Anwendung – erhalten Sie noch einige Informationen zu wichtigen Sachverhalten rund um die Massage der Reflexzonen.

Im Verbund doppelt wirksam

Die Reflexzonenmassage der Füße, selbstverständlich auch die der Zonen anderer Regionen wie der Hände oder der Ohren (S. 40), lässt sich sehr gut mit weiteren natürlichen Heilmethoden kombinieren. Sie kann die Wirkung solcher Methoden sinnvoll ergänzen und in den meisten Fällen noch verstärken.

Als besonders wirksam erweisen sich folgende Therapien zur Zusatzbehandlung: alle Behandlungen, die eine Reinigung und Entschlackung des Körpers anstreben, wie etwa Darmreinigungskuren, Heilfasten oder Ausleitungskuren nach Buchinger. Empfehlenswert zur Kombination sind ferner Kneipp´sche Anwendungen und alle anderen Therapien, die sich der heilenden Kräfte des Wassers bedienen, wie zum

Beispiel der Prießnitz-Wickel. Darüber hinaus eignen sich Akupunktur und Akupressur, Phytotherapie – also die Behandlung mit pflanzlichen Arzneimitteln –, Lymphdrainage sowie Shiatsu und Atemtherapie gut zur Kombination mit der Reflexzonenmassage.

Vom richtigen Umgang mit Energie

Im ersten Kapitel haben Sie erfahren, dass die Massage der Reflexzonen eine energetische Behandlung ist, die bei den tief liegenden Ursachen einer Gesundheitsstörung ansetzt: bei energetischen Ungleichgewichten und Blockaden im Energiefluss. Diese Tatsache sollten Sie sich beim Behandeln immer wieder bewusst machen. Schließlich arbeiten Sie an der Mobilisierung der Lebensenergien und der Selbstheilungskräfte – damit steht Ihnen ein unglaubliches Potenzial zur Verfügung, das auch einen verantwortlichen Umgang erfordert. Denn obwohl es keine „schlechte" Energie gibt, sondern nur eine fehlgeleitete oder blockierte, kann Energie sich sowohl positiv als auch negativ auswirken. Nicht immer ist eine Aktivierung des Energieflusses somit auch die Methode der Wahl. Eine solche Aktivierung kann in bestimmten Fällen zu unerwünschter übermäßiger Anspannung und Erregung führen. Aus diesem Grund gibt es bei der Reflexzonenmassage eine sogenannte aktivierende und eine beruhigende Phase sowie spezielle Techniken, welche anregen, und andere, die beruhigend und dämpfend wirken (S. 109 und S. 111). Eine komplette Massage besteht deshalb aus verschiedenen Phasen. Auf diese Weise können extreme Reaktionen vermieden werden. Sollten trotzdem Erregungszustände auftreten, können sofort beruhigende Griffe angewendet werden.

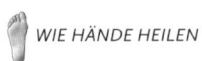

Fehlgeleitete Energien neutralisieren

Bei der Massage geben Sie Ihre positiven Energien ab und nehmen zugleich wieder Energien auf. Diese aufgenommenen Energien können, vor allem im Krankheitsfall, leider auch negativer Natur sein. In einigen Fällen spürt man diese Kräfte: Sehr sensitive Menschen fühlen sich nach einer Massage manchmal leer und ausgelaugt, haben leichte Kopfschmerzen oder verspüren eine vorübergehende Müdigkeit. Wenn die Selbstmassage solche unerwünschte Auswirkungen bei Ihnen nach sich zieht, und insbesondere, wenn Sie eine andere Person behandelt haben, sollten Sie die Energien

Nicht starr begrenzt

Reflexzonen sind kleine Projektionsflächen der Körperteile und Organe, die über Nervenimpulse mit dem übrigen Körper in Verbindung stehen und in ihrer Gesamtheit das stark verkleinerte Abbild des Menschen darstellen. Die Reflexzonen spiegeln also das Gesamtbild des menschlichen Körpers auf einer kleineren Fläche. So etwa auf den Füßen – an der Sohle, an den Innenseiten, an den Außenseiten sowie am Fußrücken. Daneben gibt es auch Reflexzonen an den Händen sowie an den Ohren.

Zum Verständnis der Reflexzonentheorie ist es wichtig, sich stets zu vergegenwärtigen, dass es sich dabei um Zonen handelt – also um Flächen und nicht um festgelegte, klar abgegrenzte Punkte. Reflexzonen können in ihrer Anordnung und Größe deshalb individuell leicht variieren und sich gegenseitig überlappen und ineinander übergreifen. Bei der Beschreibung der Lage der einzelnen Zonen wird dies immer wieder deutlich.

neutralisieren. Dazu falten Sie beide Hände und halten diese vor sich. Nun atmen Sie mehrere Male hintereinander tief ein und aus. Beim letzten Ausatmen öffnen Sie die Hände und lassen sie rasch nach unten sinken. Schütteln Sie Ihre Hände anschließend kräftig nach unten, und atmen Sie dabei wiederum einige Male tief aus. Danach waschen Sie die Hände erst mit warmem und dann mit kaltem Wasser ab. Nun müssten Sie sich wieder regeneriert und unbeschwert fühlen.

Empfehlungen zur Behandlung

Bevor wir uns mit der richtigen Lagerung und Haltung, den Grifftechniken und Massageanleitungen beschäftigen, gibt es noch einige grundlegende Empfehlungen, die Sie zu Ihrem eigenen Wohl und dem des von Ihnen behandelten Partners beherzigen sollten. Dann kann die Reflexzonenmassage ihre tief greifend heilenden und umstimmenden Wirkungen tatsächlich voll entfalten.

Wie oft und wie lange massieren?

Die vorbeugende Selbstmassage aller Reflexzonen am Fuß, also das Grundprogramm (ab Seite 116), können und sollten Sie mindestens einmal in der Woche und regelmäßig durchführen. So können Sie für die Erhaltung Ihres Wohlbefindens sorgen und kommen am besten in den vollen Genuss der Reflexzonenmassage.

Falls Sie eine akute Gesundheitsstörung behandeln möchten, massieren Sie anfangs täglich, später im Abstand von drei bis vier Tagen. Ansonsten richten Sie sich nach den Angaben bei der betreffenden Beschwerde. Chronische, schon lange bestehende Leiden müssen über einen längeren Zeitraum

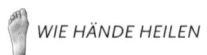

behandelt werden, wobei die Massagen aber in größeren Abständen stattfinden sollten: ein- bis zweimal wöchentlich, über mehrere Wochen hinweg.

Die Dauer der Behandlung richtet sich natürlich nach Intensität und Ausmaß der zu behandelnden Störung. Dazu kommt, dass jeder von uns verschieden schnell und unterschiedlich stark auf die Stimulation der Reflexzonen reagiert. Allgemeingültige Angaben darüber, wie lange Sie massieren sollten, lassen sich demgemäß nur schwer machen.

Ganz generell sollten Sie jedoch für eine vollständige Grundbehandlung aller Reflexzonen am Fuß, wie Sie ab Seite 116 vorgestellt ist, etwa eine Stunde Zeit einplanen. Bei einer sehr viel kürzeren Behandlungszeit reichen die Reize oft nicht aus, um ihre volle Wirkung zu entfalten. Massieren Sie dagegen deutlich länger, besteht die Gefahr einer Überreizung der Zonen.

Verwendung von Massageölen

Anders als bei anderen Massagetechniken kommen bei der Reflexzonenmassage keine Massageöle zum Einsatz. Denn sie sind hier überflüssig und können die Wirkung der Reflexzonenbehandlung sogar behindern. Auf einer eingeölten Haut geraten die massierenden Finger schließlich nur allzu leicht ins Rutschen. Vor der Massage der Fußreflexzonen sollten Sie übrigens auch auf Fußpuder oder -sprays verzichten.

Erst nach der Beendigung der Massage sollten Sie die behandelten Hautregionen mit einem durchblutungsfördernden Hautöl oder einer Salbe verwöhnen. Achten Sie dabei darauf, dass die Pflegemittel, die Sie verwenden, qualitativ hochwertig, frei von Konservierungsmitteln und möglichst auch von anderen chemischen Wirkstoffen sind. Sehr gut sind reine Pflanzenöle wie Mandel- oder Olivenöl beziehungsweise Salbengrundlagen, die Sie pur verwenden oder nach erwünschter Wirkung mit ätherischen Ölen oder Kräuterzusätzen mischen. Für einen beruhigenden Effekt nach der Massage empfehlen sich beispielsweise ätherisches Lavendel- oder Kamillenöl, zur Stimulation sollten Sie dagegen auf Orangen- oder Bergamotteöl zurückgreifen. Anregungen zum Einsatz ätherischer Öle bietet die umfangreiche Literatur zur Aromatherapie.

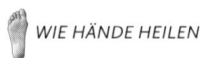

Basiswissen für die Praxis

Auch wenn zur Massage der Fußreflexzonen keine weiteren Hilfsmittel oder größere Vorbereitungen erforderlich sind, gibt es einige Punkte, die Sie bei der Durchführung beachten sollten.

Grundlegendes

→ Führen Sie die Massage stets in einem gut gelüfteten Raum durch, der aber nicht zu kalt sein sollte.

→ Tragen Sie bequeme, warme, nicht einengende Kleidung aus natürlichen Materialien. Gürtel und enge Hosenbünde sollten Sie vermeiden.

→ Winkeln Sie Ihre Knie bei der Selbstmassage der Füße nicht zu stark ab, sonst kann es zu Blockierungen des Energieflusses kommen – und genau die wollen Sie ja abbauen.

→ Achten Sie immer darauf, dass Ihre Fingernägel, vor allem die Daumennägel, kurz geschnitten sind, damit Sie sich oder Ihrem Partner nicht wehtun. Zu lange Nägel behindern zudem die Massagebewegungen.

→ Erwärmen Sie Ihre Hände stets vor der Massage, indem Sie die Handflächen kräftig aneinander reiben.

→ Massieren Sie immer sehr behutsam und vorsichtig. Nichts darf schmerzen.

→ Während der gesamten Behandlung bleiben die massierenden Finger locker und beweglich; die Finger sollten nicht durchgedrückt werden, sondern stets leicht gekrümmt sein, um eine unnötige Belastung der Fingergelenke zu vermeiden. Winkeln Sie die Finger jedoch auch nicht vollkommen ab, denn sonst wird die Massage nicht weich und entspannend.

→ Zum Massieren tastet sich die Fingerkuppe vorsichtig vor und gleitet wieder zurück – vergleichbar den Bewegungen einer Raupe.

→ Der Druck sollte nicht direkt aus den Fingern selbst, sondern aus der gesamten Hand kommen.

→ Versuchen Sie, die Schultermuskulatur beim Massieren möglichst entspannt zu lassen, und massieren Sie mehr über Gewicht als über reine Muskelkraft. Das ermöglicht eine sanfte und einfühlsame Arbeit an den Reflexzonen.

→ Halten Sie bei der Partnerbehandlung Blickkontakt. Nur so können Sie schnell reagieren, wenn sich in der Mimik des Behandelten Wohlgefühl oder Schmerz zeigt.

→ Wer möchte, kann bei der Massage leise, entspannende Musik hören. Auch Sprechen während der Partnerbehandlung ist kein Problem und im Gegenteil oft sogar wichtig, um Fragen oder Empfindungen auszutauschen.

→ Achten Sie darauf, dass Ihre Füße oder die des zu behandelnden Partners zu Beginn der Massage warm sind.

→ Verwenden Sie zur Massage keine Öle oder Cremes. Dadurch wird wie schon erwähnt der direkte Hautkontakt gestört, und Sie gleiten leichter von der Haut ab.

→ Nach der Massage empfiehlt sich hingegen das Einreiben der Füße mit pflegenden Hautölen und -cremes.

→ Nicht zuletzt: Wenn Sie wenig Zeit haben, sollten Sie die Massage verschieben. Zeitdruck behindert die Entspannung und die Harmonisierung des Energieflusses. Sie bringen sich damit also um den eigentlichen Sinn und Zweck einer Reflexzonenmassage.

→ Schalten Sie am besten auch Ihr Telefon und Ihr Handy leise. Nichts soll Sie bei der Massage stören oder ablenken.

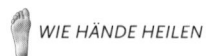

Die Griffarten

Bei der Reflexzonenmassage gibt es eine Vielzahl verschiedener Griffarten. Eignen Sie sich vor allen anderen die vier Grundgriffe an, nämlich Daumengriff, Zeigefingergriff, Sedierungsgriff und Zangengriff. Es ist wesentlich sinnvoller für Anfänger, sich auf diese einfachen Griffe zu konzentrieren, als mit weiteren Techniken zu experimentieren. Zumal Sie bei der Massage der Reflexzonen die Körperenergien beeinflussen und damit ja schließlich gute Effekte erzielen möchten. Eine aufgrund kniffliger Handhaltungen nur oberflächlich durchgeführte Massage entfaltet kaum wohltuende Wirkungen, sie kann sogar ins Gegenteil umschlagen. Denn jede Arbeit an den Reflexzonen zeitigt Resultate, und diese können auch weniger positiv ausfallen.

Lassen Sie sich Zeit beim Einüben der folgenden vier Grifftechniken – das für Sie stimmige Tempo, die passende Druckintensität und der richtige Rhythmus ergeben sich nach einer gewissen Zeit von selbst. Die Griffe sind relativ leicht zu lernen, und je mehr Übung Sie haben, umso besser wird die Wirkung sein.

In guten Händen ...

Alles, was Sie zur Massage der Reflexzonen benötigen, sind Ihre Hände. Nun ist das nicht nur einfach und sehr praktisch, es birgt auch eine große Symbolik in sich, denn die Hände sind Ausdruck für Geben, Zuwendung, Austausch und Emotion. Dem sollte der Massagegriff entsprechen: Er sollte niemals zu fest, zu schnell oder zu oberflächlich sein, sondern einfühlsam, fließend, belebend oder beruhigend wirken. So sind Einfühlungsvermögen und Sensitivität geboten.

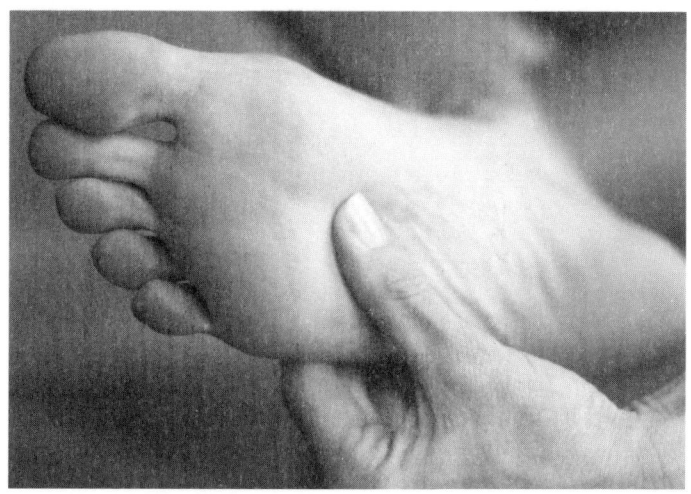

Der Daumengriff kommt sehr oft zum Einsatz.

Daumengriff

Für die Massage der Reflexzonen ist der Daumen der wichtigste Akteur, da er der beweglichste und zugleich kräftigste von allen Fingern ist. Man bedient sich der Daumenkuppen sowie der Außenseiten des ersten Daumengliedes.

Wichtig bei der Daumentechnik ist, dass Sie die Haut an der behandelten Reflexzone nicht verschieben, sondern mit senkrechtem Druck arbeiten, der tief in das Gewebe hineingehen sollte.

Darüber hinaus empfiehlt es sich, mit beiden Daumen abwechselnd zu arbeiten. Zum einen geht Ihnen damit die anfangs meist noch gewöhnungsbedürftige Grifftechnik beidhändig in Fleisch und Blut über, zum anderen lässt sich durch den wechselseitigen Einsatz beider Daumen eine einseitige Überbeanspruchung vermeiden.

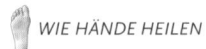

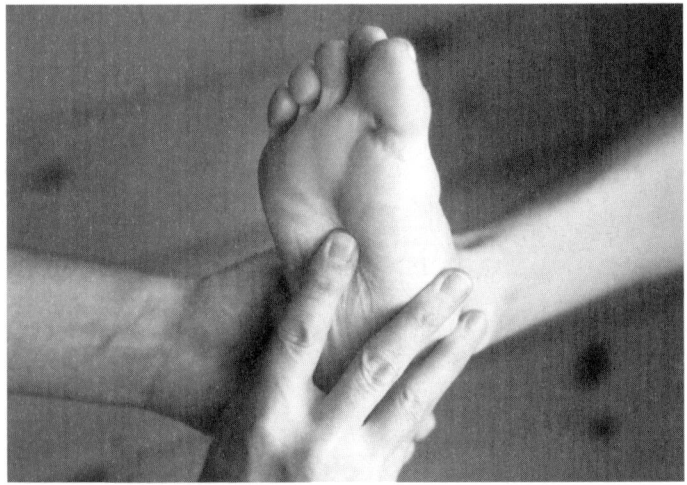

Ab und an ersetzt der Zeigefinger den Daumen.

Zeigefingergriff

Der Zeigefingergriff funktioniert genauso wie der Daumengriff. Sie arbeiten dabei ebenfalls entweder mit der Fingerkuppe oder mit den Außenseiten des ersten Zeigefingerglieds. Mit dem Zeigefinger wird jedoch wesentlich seltener massiert als mit dem Daumen. Er spielt nur dann eine Rolle, wenn Zonen massiert werden, die für den dickeren Daumen nicht zugänglich sind – wie etwa Reflexzonen in der Ohrmuschel.

Sedierungsgriff

Der Sedierungsgriff, der beruhigend wirkt, kann mit Daumen oder Zeigefinger ausgeführt werden. Er ist der beste Griff zur Soforthilfe bei allen akuten Beschwerden, die starke Schmerzen bereiten, wie beispielsweise Zahnschmerzen, Ischias oder Kopfschmerzen.

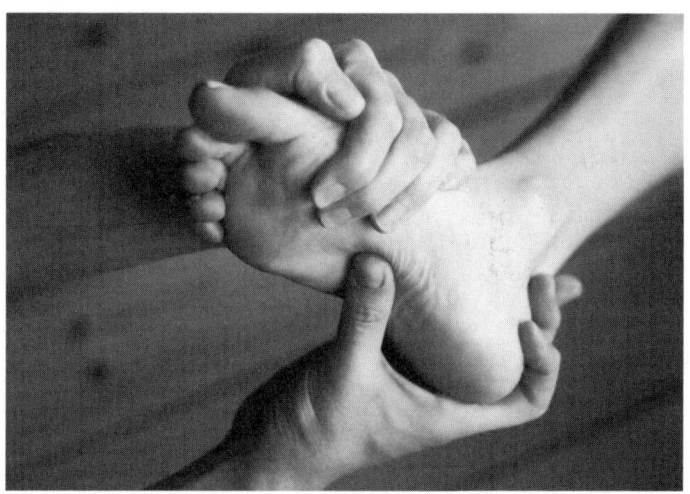

Der Sedierungsgriff hat viele Aufgaben.

Drücken Sie zur Bekämpfung von Schmerzen die Daumen-
oder Zeigefingerkuppe kräftig und mit konstantem Druck
für ein bis zwei Minuten auf die gestörte Reflexzone. Durch
die beruhigende und dämpfende Wirkung dieser Grifftechnik
bessern sich die Beschwerden äußerst rasch, und die Schmerzen lassen spürbar nach. Dennoch sollten Sie diesen Griff nur
zur momentanen Linderung anwenden und den Ursachen
Ihrer Schmerzen auf den Grund gehen. Der Sedierungsgriff
ersetzt keinesfalls eine eventuell erforderliche ärztliche Behandlung!

Der Sedierungsgriff kommt auch zum Einsatz, wenn der
Massierte während der Behandlung einer Zone mit Schmerzen reagiert. Dies weist darauf hin, dass die Zone blockiert und
dadurch besonders empfindlich ist. Zu lange sollten Sie jedoch
bei Schmerzen nicht an der betreffenden Zone verweilen.

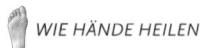

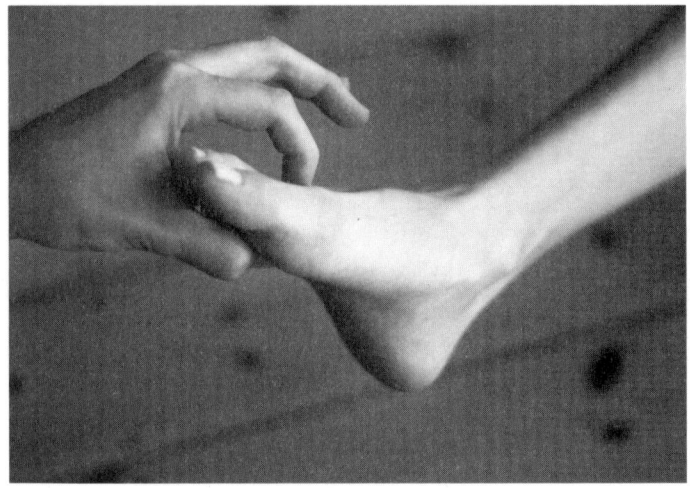

Wie bei einer Zange sind die Zonen im Griff...

Zangengriff

Bei dieser Technik kommen Daumen und Zeigefinger gleichzeitig zum Zug: Bilden Sie mit Daumen und Zeigefinger eine Art Zange, indem Sie die Kuppen auf der Vorder- und auf der Rückseite der zu massierenden Stelle aufsetzen. So besteht die Möglichkeit, eine Reflexzone von beiden Seiten beziehungsweise zwei Zonen zugleich zu behandeln.

Der Zangengriff eignet sich besonders gut zur Massage der Reflexzonen zwischen und an den Zehen sowie an den Außenseiten der Füße. Insbesondere wird er zur Behandlung der Reflexzonen an den äußeren Bereichen der Ohrmuschel eingesetzt (S. 146 ff.). Daher kommt der Zangengriff vielfach bei Beschwerden zur Anwendung, die seelisch oder psychisch (mit-)bedingt sind. Denn deren Behandlung erfolgt oft über die Ohrzonen.

Die drei zentralen Techniken

Mit den eben beschriebenen vier Griffen können Sie die drei wichtigsten Techniken der Reflexzonenmassage ausführen. Diese sind Aktivieren, Stabilisieren und Beruhigen beziehungsweise Sedieren. Zum Aktivieren und Stabilisieren mit dem Daumen oder Zeigefinger wechselt man zwischen Entspannung und Spannung, zwischen aktiver und passiver Phase. Das Sedieren erfolgt durch anhaltenden kräftigen Druck auf eine Reflexzone.

Aktivieren

Um dem Wechsel zwischen Spannung und Entspannung gerecht zu werden, gibt es eine aktive und eine passive Phase in den Bewegungen der Reflexzonenmassage. Beginnen Sie mit der aktiven Phase, indem Sie mit dem Daumen oder Zeigefinger einen langsam zunehmenden Druck auf die zu behandelnde Reflexzone ausüben. Der Druck sollte sanft und vorsichtig in das Gewebe eindringen. Nach einigen Sekunden lassen Sie den Druck wieder schwächer werden, bis der massierende Daumen oder Zeigefinger durch Nachlassen der Spannung in seine ursprüngliche Lage zurückgleitet und wieder entspannt auf der jeweiligen Reflexzone aufliegt. Während dieser passiven Phase bewegt sich die massierende Hand ein klein wenig vorwärts. Somit ergibt sich eine fließende wellenförmige Abfolge zwischen Drücken und Lösen, während derer die Hand sich an der Reflexzone entlang bewegt. Dabei sollte Ihre Hand stets locker bleiben und der Kontakt der Hand zum Fuß nie unterbrochen werden; denn dieser gleichmäßige Bewegungsrhythmus ist von großer Bedeutung für die Harmonisierung der Energien.

Das Aktivieren erfolgt also durch einen schnellen Wechsel zwischen aktiv und passiv sowie durch intensiven Druck.

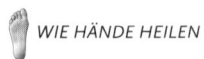

Stabilisieren

Zum Stabilisieren wird ebenfalls mit dem Daumen oder Zeigefinger eine wellenförmige Bewegung ausgeführt – im Wechsel zwischen passiver und aktiver Phase, zwischen Drücken und Loslassen. Der Wechsel erfolgt jedoch etwas langsamer als beim Aktivieren, und der ausgeübte Druck ist nicht ganz so kräftig.

Zusätzlich kann man beim Stabilisieren mit dem Finger auf der behandelten Zone ein wenig vibrieren und damit die Wirkung verstärken. Das empfiehlt sich beispielsweise bei der Behandlung akuter Beschwerden.

Eigenbehandlung oder Partnermassage?

Wenn Sie die Reflexzonenbehandlung gemeinsam mit einem Partner durchführen, haben Sie natürlich den Vorteil, dass Sie sich vollkommen gelöst den angenehmen Wirkungen der Massage hingeben können. Bei der Selbstbehandlung ist dies nicht so einfach möglich, wodurch die heilsamen Wirkungen der Fußreflexzonenmassage jedoch nicht geschmälert werden.

Mit ein wenig Erfahrung lernen Sie, wie Sie sich bei einer Eigenmassage der Füße ebenfalls gut entspannen können. Denn die Selbstmassage birgt einen immensen Vorzug: Sie können sie jederzeit anwenden, wann immer Sie das Bedürfnis dazu haben. Zudem verbessert sie das Körpergefühl um einiges. Wichtige Voraussetzungen für die Eigenbehandlung sind Gelenkigkeit und Beweglichkeit: Sie müssen in der Lage sein, Ihre Beine ohne Anstrengung und Verspannungen so weit anzuwinkeln und Ihren Fuß so weit an den Körper heranzuziehen, dass Sie ihn massieren können.

Beruhigen

Zum Beruhigen wird der Sedierungsgriff (S. 106f.) angewendet. Hierbei erfolgt kein Wechsel zwischen aktiver und passiver Phase, sondern es wird ein gleichbleibender kräftiger Druck auf die Reflexzone ausgeübt. Eingesetzt wird dieser Griff vor allem bei einfachen, akuten Alltagsbeschwerden wie Nackenverspannungen oder leichten Kopfschmerzen. In seltenen Fällen können während der Massage auch Schmerzen und Befindlichkeitsstörungen auftreten, dann kommt der sedierende Arbeitsgriff ebenfalls zum Zug. Sie verweilen so lange auf der schmerzenden Reflexzone, bis der Schmerz verschwunden ist. Sie oder Ihr Partner sollten dann nur noch den Druck des Daumens spüren.

Für eine beruhigende Massage kann man auch einfach noch langsamer als beim Stabilisieren zwischen Drücken und Loslassen wechseln und nur sanften und zarten Druck auf die massierte Zone ausüben.

Richtige Position bei der Partnermassage

Wenn Sie einen Partner behandeln möchten, legt sich dieser entspannt flach auf den Rücken – am besten auf eine Massageliege. Ist eine solche nicht vorhanden, eignet sich auch ein höheres Bett oder ein Liegesessel. Die Knie des zu Behandelnden sollten nicht herunterhängen oder durchgedrückt sein. Legen Sie deshalb am besten eine Nackenrolle oder ein zusammengerolltes Handtuch unter die Kniekehlen.

Es ist auch möglich, im Sitzen zu massieren. Am besten eignet sich hierzu ein bequemer Lese- oder Fernsehsessel mit verstellbarer Rückenlehne. Findet sich noch ein Hocker, auf den Ihr Partner seine Füße legen kann, ist das ideal.

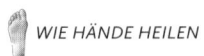

Richtige Haltung bei der Selbstmassage der Füße

Anders als bei der Partnerbehandlung kann die Massage der eigenen Fußreflexzonen nicht im Liegen erfolgen. Als äußerst bequem hat sich die nachfolgend beschriebene Methode erwiesen, die zudem Verspannungen vorbeugt.

→ Setzen Sie sich auf einen bequemen Stuhl mit gerader Rückenlehne. Der Stuhl sollte keine Armlehnen haben, die Sie beim Massieren behindern könnten. Lehnen Sie sich ein wenig zurück.

→ Dann spreizen Sie Ihre Beine etwas auseinander und winkeln Ihr rechtes Bein so ab, dass der rechte Fuß auf dem linken Oberschenkel zu liegen kommt.

→ Nun ziehen Sie den Fuß mit beiden Händen an Ihren Körper heran. Jedoch nur so weit, wie es Ihnen ohne Anstrengungen und vor allem ohne Anspannung möglich ist. Der Fuß liegt passiv und bequem.

→ Wer gelenkig genug ist, kann sich auch im Schneidersitz massieren. Dazu setzen Sie sich im Schneidersitz auf einen weichen Teppich oder eine Decke auf den Boden und ziehen den zu behandelnden Fuß möglichst nahe an Ihren Körper heran.

Vorab die Füße lockern

Vor jeder Massage der Füße – einerlei ob Ihrer eigenen oder denen eines anderen – sollten diese gelockert werden. Bei absolutem Zeitmangel können Sie darauf verzichten, lassen Sie es aber nicht zur Regel werden. Planen Sie die Lockerung

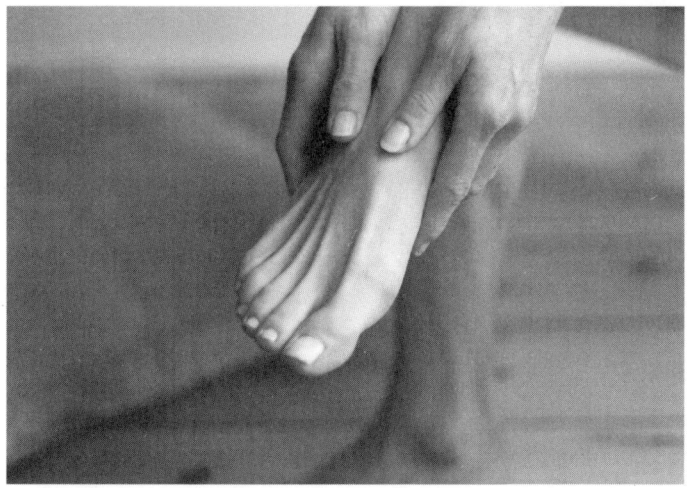

Das Ausstreichen bildet Auftakt und Abschluss der Massage.

am besten grundsätzlich mit ein, denn sie bereitet auf die anschließende Massage vor und stellt bereits einen ersten kleinen Teil der Behandlung dar.

Mit den folgenden fünf Schritten lockern Sie einen Fuß nach dem anderen.

Ausstreichen

Streichen Sie mit beiden Händen zugleich von der Ferse nach vorn zu den Zehenspitzen, über Fußsohle und Fußrücken. Daran anschließend streichen Sie, ebenfalls mit Ihren beiden Händen, seitlich am Fuß entlang von der Ferse aus nach vorn.

Schieben

Lockern Sie nun die einzelnen Mittelfußknochen – sie befinden sich deutlich spürbar gleich unterhalb der Zehen. Dazu

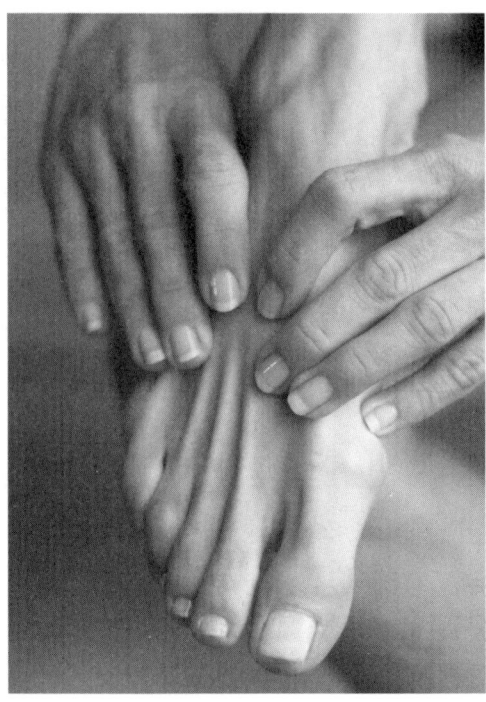

*Das Schieben
wirkt sehr
entspannend.*

setzen Sie mit der einen Hand auf der linken und mit der anderen Hand auf der rechten Seite des Fußes an. Ihre Fingerspitzen liegen oben auf dem Fußrücken, die beiden Daumen an der Fußsohle.

Beginnen Sie anschließend durch eine sanfte, gegenläufige senkrechte Bewegung die Mittelfußknochen zu verschieben: Zuerst schiebt die linke Hand nach oben und die rechte Hand nach unten, dann schiebt die linke Hand nach unten und die rechte nach oben. So behandeln Sie nacheinander jeden Mittelfußknochen.

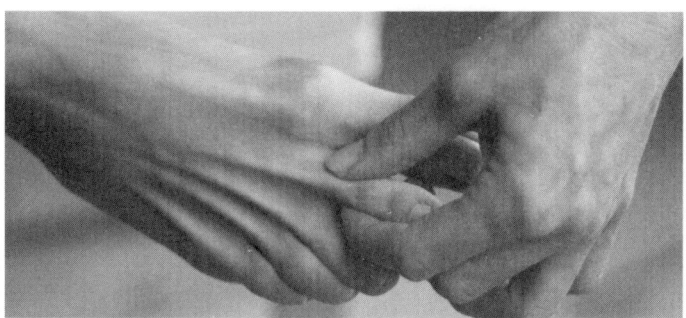

↑ *Das Zehenziehen.*

Das Zehenkreisen. ↓

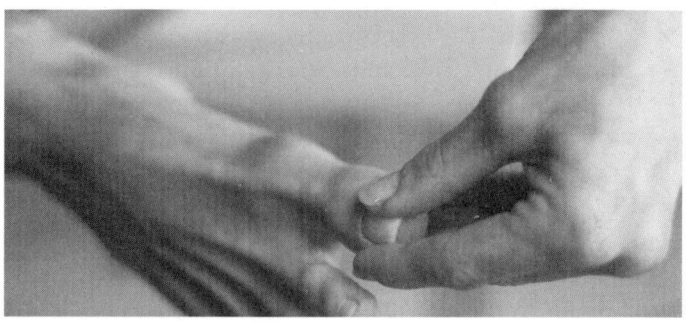

Zehenziehen

Umfassen Sie die einzelnen Zehen jeweils am Grundgelenk und streichen Sie sie in Richtung zur Zehenspitze aus.

Kreisen

Fassen Sie jede einzelne Zehe jeweils an der Zehenspitze und führen mit ihr kreisende Bewegungen aus.

Ausstreichen

Zum Abschluss streichen Sie den Fuß wieder aus.

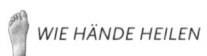

Grundprogramm zur Massage der Fußreflexzonen

Auf den Seiten 27 bis 86 haben Sie erfahren, wo die Zonen der einzelnen Organbereiche an den Füßen zu finden sind. Nun geht es darum, wie Sie diesen Zonen eine „Rundumbehandlung" angedeihen lassen können. Führen Sie die Massage im Dienste Ihrer Gesundheit und Ihres Wohlbefindens wenn möglich regelmäßig einmal wöchentlich durch. Dazu dienen Ihnen die folgenden Seiten in Wort und Bild als praktische Anleitung.

Das komplette Grundprogramm dauert etwa eine Stunde. Bevor Sie beginnen, sollten Sie sich noch einmal die allgemeinen Empfehlungen zur Behandlung und die Massagegriffe ins Gedächtnis rufen (S. 102f., S. 104ff.). Nehmen Sie eine gute Sitzhaltung ein, streichen Sie die Füße aus und lockern Sie die Muskeln und Gelenke durch Schieben, Zehenziehen und -kreisen, wie es auf den Seiten 112 bis 115 beschrieben ist. Dann beginnen Sie mit der Massage der einzelnen Zonen.

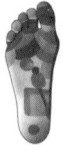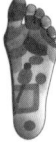 *Die verschiedenen Fußreflexzonen finden Sie übersichtlich in farbigen Grafiken auf der vorderen Umschlag-Innenklappe.*

Konkrete Beschwerden behandeln

Wer sich bei einfachen Beschwerden selbst helfen möchte, findet dazu ab Seite 151 ausführliche Anleitungen, die neben der Fußmassage auch die Reflexzonenmassage der Ohren und der Hände mit einbeziehen.

Massage der Kopfzonen

Die Reflexzonen des Kopfes finden Sie überwiegend in den Zehen. Besonders die beiden Großzehen sind hier von Bedeutung, denn in ihnen ist der gesamte Kopfbereich abgebildet.

Wie Sie vorgehen

→ Die Behandlung der Kopfzonen beginnt an den großen Zehen mit der Massage der Reflexpunkte, einschließlich der des Hypothalamus (→ Seite 34). Üben Sie dazu mit dem Daumen auf der Spitze der jeweiligen Großzehe etwas Druck aus. Danach massieren Sie die gesamte große Zehe von oben, von unten, an der Außen- und an der Innenseite mit kreisenden Bewegungen. Am einfachsten geht dies mit einem leichten Zangengriff.

→ Im Anschluss daran behandeln Sie an der Großzehe die Zonen des Mund-, Nasen- und Rachenraums (der Bereich vom Zehennagel bis zum Großzehengrundgelenk) sowie der Schneidezähne. Dazu halten Sie den Fuß mit einer Hand fest und massieren mit dem Daumen der anderen Hand quer zur Längsachse des Fußes. Die Schneidezahnzone massieren Sie mit einem leichten Zangengriff.

→ Danach folgt die Massage der Kopfzonen an den vier kleineren Zehen, und zwar von der zweiten Zehe nach außen bis zur kleinen Zehe: am Mittelglied der zweiten und dritten Zehe die Zonen der Augen, am Mittelglied der vierten und letzten Zehe die Zonen der Ohren. Massieren Sie alle Zehen oben, unten und an beiden Seiten, am besten wieder im sanften, leicht rotierenden Zangengriff mit Daumen und Zeigefinger.

→ Zur Massage der vier Zehenzwischenräume, an denen die Zonen der oberen Lymphbahnen des Kopfes liegen, emp-

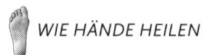

fiehlt es sich, die Zehen mit dem Daumen einer Hand zu unterstützen und dann mit einem leichten Zangengriff der anderen Hand unter sanftem Druck kreisend zu massieren.

→ Als Nächstes massieren Sie die Zone der Hirnanhangsdrüse an der Großzehenbeere etwas länger und aktivierend. Dazu legen Sie die Daumenkuppe ins Zentrum der Großzehenbeere, stützen mit den anderen Fingern die große Zehe ab und lassen dann den Daumen leicht kreisen.

→ Nun kommen der Bereich der Kopfhöhlen, der Stirn- und Nasennebenhöhlen an den Beeren der vier anderen Zehen an die Reihe. Massieren Sie diesen Bereich mit dem gleichen Arbeitsgriff wie die Zone der Hirnanhangsdrüse an der Großzehe: Stützen Sie dazu den zu behandelnden Fuß mit einer Hand ab und massieren Sie die gesamte Fläche der Zehenbeere mit dem Daumen der anderen, freien Hand. Sobald Sie an der kleinen Zehe angelangt sind, wechseln Sie die Hände und massieren mit dem Daumen die Zehenunterseiten wieder bis vor zur zweiten Zehe.

→ Abschließend streichen Sie den behandelten Fuß sanft aus (S. 113) und massieren danach die Kopfzonen des anderen Fußes wie gerade beschrieben.

Massage der Zonen des Bewegungsapparates

Die Behandlung der Zonen von Wirbelsäule, Muskeln und Gelenken nimmt ebenso wie die des Kopfbereiches eine zentrale Stellung innerhalb der Fußreflexzonenmassage ein. Zum einen entspannt und harmonisiert sie den gesamten Organismus, zum anderen treten im Bereich des Bewegungsapparates häufig Störungen auf: Immer mehr Menschen, unabhängig von Alter und Geschlecht, klagen über Rückenschmerzen, Verspannungen im Bereich der Wirbelsäule oder des Nackens und andere Einschränkungen ihrer Beweglichkeit.

Es ist natürlich unabdingbar, Fehlhaltungen und einseitige Belastungen, die solchen Beschwerden zugrunde liegen, zu vermeiden und über mehr Bewegung auszugleichen. Doch können Sie mit der Massage der Zonen des Bewegungsapparates, allen voran der der Wirbelsäule, bei akuten Beschwerden eine deutliche Linderung erzielen.

Wie Sie vorgehen

→ Die Massage beginnt mit der Behandlung der Halswirbelsäulenzone: Dazu halten Sie den Fuß mit einer Hand im Bereich der Mittelfußknochen fest und massieren mit der Daumenkuppe der anderen Hand quer zur Längsachse des Fußes. Tasten Sie sich drückend und leicht kreisend von der Spitze der Großzehe hinunter bis zu deren Grundgelenk.

→ Danach kommt die Reflexzone der Brustwirbelsäule an die Reihe. Hierfür halten Sie den Fuß ebenfalls wieder im Bereich der Mittelfußknochen und massieren mit dem Daumen der freien anderen Hand: Beginnen Sie am Grundgelenk der großen Zehe und massieren Sie bis knapp vor einer gedachten Linie vom Knöchel nach unten. Massieren Sie wie bei der Halswirbelsäulenzone.

→ Jetzt folgt der Lendenwirbelbereich, für dessen Massage Sie den Fuß wieder mit der freien Hand halten; dieses Mal im Bereich der Ferse. Mit dem Daumen der anderen Hand massieren Sie langsam und behutsam unter leichtem Kreisen.

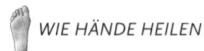

→ Im Anschluss wandern Sie mit dem Daumen entlang der Wirbelsäulenreflexzone wieder vor in Richtung der großen Zehe. Massieren Sie langsam und behutsam kreisend drei- bis viermal an der Wirbelsäulenzone entlang von der großen Zehe zur Ferse und von der Ferse wieder zurück.

→ Zur folgenden Massage der Steißbeinzone nehmen Sie den Fuß in eine Hand und stützen ihn im Bereich des Fußballens fest ab. Mit der freien anderen Hand massieren Sie die Steißbeinzone (im Bereich der Ferse) durch festen Druck Ihrer vier Finger. Der Daumen dient dabei als zusätzliche Stütze der Ferse. Wiederholen Sie dies zwei- bis dreimal.

→ Besondere Aufmerksamkeit sollten Sie abschließend der Zone des Ischiasnervs widmen: Stützen Sie den Fuß mit einer Hand ab und massieren Sie mit dem Zeige- und Mittelfinger der anderen Hand die Ischiaszone – sie liegt etwas oberhalb des Außenknöchels. Von dort wandern Sie massierend zehn Zentimeter nach oben Richtung Knie. Wiederholen Sie dies zwei- bis dreimal.

→ Nach dem Ausstreichen (S. 113) und einer kurzen Pause massieren Sie die Reflexzonen des Bewegungsapparates am anderen Fuß in der gleichen Weise wie eben beschrieben.

Massage der Schulter- und Nackenzonen

Die Zonen von Nacken und Schultergürtel sind auch sehr wichtig, da dieser Bereich ausgesprochen störanfällig ist und hier entsprechend häufig Beschwerden auftreten.

Wer von uns kennt sie nicht, die oftmals sehr hartnäckigen unangenehmen Verspannungen im Bereich von Nacken und Schultern oder einen eingeklemmten Nerv? Dagegen wirken die Massagen meist sehr schnell.

Wie Sie vorgehen

→ Als Erstes wenden Sie sich der Schulterzone zu. Stützen Sie den Fuß mit einer Hand im Bereich der Ferse ab und massieren Sie mit dem Daumen der anderen Hand die Schulterzone – an der Außenseite des Fußes im Bereich des Grundgelenks der kleinen Zehe gelegen – mit sanftem Druck. Da diese Zone sowohl an der Fußsohle wie auch am Fußrücken verläuft, wird mit dem Zangengriff massiert: Dabei liegt der Daumen auf der Fußsohle, der Zeigefinger auf dem Fußrücken. Behandeln Sie mit kreisenden Bewegungen unter kräftigem Druck.

→ Nach der Massage der Schulterzone folgt die des ganzen Schultergürtels: entlang der Zehengrundgelenkslinie sowohl auf der Fußsohle wie am Fußrücken. Stützen Sie den Fuß mit einer Hand an der Ferse ab und massieren Sie mit Daumen und Zeigefinger der anderen Hand vom Kleinzehengrundgelenk vor bis zum Großzehengrundgelenk – abwechselnd auf der Fußsohle und auf dem Fußrücken. Diese Massage wirkt sehr entspannend auf den gesamten Organismus, lassen Sie sich also ausreichend Zeit dafür.

→ Danach massieren Sie die Nackenzone: Sie liegt unterhalb der Großzehenbeere und über dem Grundgelenk der großen Zehe. Tasten Sie sich mit der Daumenkuppe in die Vertiefung zwischen Grundgelenk und Zehenbeere und massieren Sie mit leicht kreisenden Bewegungen von der Innenseite des Fußes ausgehend hinüber in Richtung zur zweiten Zehe.

→ Im Anschluss daran streichen Sie den behandelten Fuß sanft aus (S. 113) und massieren die Schultergürtel- und Nackenzonen am anderen Fuß in der gleichen Weise.

→ Machen Sie, wenn Sie ausreichend Zeit haben, ruhig eine kleine Pause, bevor Sie zum anderen Fuß übergehen. Das tut wegen der intensiven Wirkung gut.

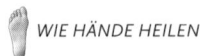

Massage der Zonen von Armen und Beinen

Informationen zu den Knochen, Muskeln, Gelenken und Sehnen finden Sie unter „Zonen des Bewegungsapparates" ab Seite 43.

Wie Sie vorgehen

→ Die Massage beginnt an der Reflexzone des Beines. Behandeln Sie die Zone am rechten Fuß mit der rechten Hand, am linken Fuß mit der linken Hand, indem Sie mit der Daumenkuppe in kreisenden Bewegungen unter leichtem Druck von der Außen- zur Innenseite des Fußes wandern.

→ Daran schließt sich die Behandlung der Armzone an, die Sie von der Außen- zur Innenseite des Fußes hin mit der Daumenkuppe sanft kreisend massieren.

→ Jetzt folgt die Zone des Knies. Drücken Sie mit der Daumenspitze sanft und unter leichtem Kreisen in die Vertiefung – nachlassen und erneut drücken. Dies wiederholen Sie vier bis fünf Mal.

→ Den Abschluss bildet die Massage des Ellenbogens. Kreisen Sie dazu mit der Daumenkuppe vorsichtig (in diesem Bereich verlaufen Sehnen) im Bereich der Ellenbogenzone.

→ Streichen Sie den behandelten Fuß aus (S. 113), und widmen Sie sich dann den Zonen von Armen und Beinen am anderen Fuß.

→ Wenn Sie die Behandlung der Zonen von Armen und Beinen am anderen Fuß beendet haben, können Sie die Massage durchaus noch einmal an beiden Füßen wiederholen. Legen Sie in diesem Fall eine Pause von etwa fünf Minuten ein, bevor Sie die Massage erneut beginnen. Dann sind die Zonen wieder „aufnahmebereit".

Massage der Zonen des Lymphsystems

Da das lymphatische System den gesamten Körper durchzieht, ist es schwierig, es durch reflektorische Reize an bestimmten, einzelnen Bereichen zu behandeln. Die im Folgenden beschriebene Massage beschränkt sich deshalb auch auf jene Körperteile und -bereiche, an denen besonders viele Lymphknoten und -bahnen lokalisiert sind, beziehungsweise auf zum Lymphsystem gehörende Organe wie etwa die Milz und den Wurmfortsatz (Appendix).

Wie Sie vorgehen

→ Den Auftakt bildet die Behandlung der vier annähernd kreisförmigen Zonen der oberen Lymphbahnen in den Zehenzwischenräumen – sie finden sich sowohl an der Fußsohle wie auch am Fußrücken. Zur Massage kommt ein spezieller Griff zum Einsatz: Streifen Sie mit kräftigem Druck von Daumen und Zeigefinger zugleich (der Daumen liegt dabei auf der Fußsohle) entlang der Mittelfußknochen vor in Richtung Zehennägel, bis Sie die Hautfalte zwischen den Zehen zu fassen kriegen. Diese ziehen Sie langsam weiter, bis Sie spüren, dass die Hautfalte von alleine wieder zurückgleiten will. Dann verstärken Sie den Druck von Daumen und Zeigefinger etwas und pressen für einige Sekunden. Massieren Sie auf diese Weise jeden Zehenzwischenraum jeweils dreimal.

→ Dann geht es an die Massage der Zone für die Lymphknoten in der Achselhöhle: Sie befindet sich an den Fußsohlen nahe der gelenkigen Verbindung zwischen kleiner Zehe und fünftem Mittelfußknochen und beschreibt eine leichte Kurve nach oben. Massieren Sie diese Stelle einige Sekunden lang mit der Daumenkuppe unter sanftem Druck.

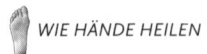

Dann wenden Sie sich der entsprechenden Zone am Fuß-rücken zu und behandeln sie in der gleichen Weise.

→ Im Anschluss daran massieren Sie die Zonen der Brustdrü-sen, die im mittleren Teil des Mittelfußes auf dem Fußrü-cken liegen: ebenfalls wieder mit der Daumenkuppe und unter sanftem Druck kreisend massieren.

→ Jetzt erfolgt die Massage der Lymphzonen der Leisten- und Beckenregion, an den Innenseiten des Fußes, über dem Fußrücken sowie an den Außenseiten.

→ Danach kommt die Zone der Thymusdrüse an die Reihe, die direkt an der Kante des Großzehengrundgelenkes liegt. Massieren Sie diese Zone mit der Daumenkuppe sanft in Längs- oder Querbewegungen.

→ Zum Abschluss erfolgt die Massage der Milzzone und dar-an anschließend die Massage der Wurmfortsatzzone, die sich ihrer Lage im Körper gemäß jeweils nur an einem Fuß befinden. Die Zone der Milz liegt an der linken Fußsohle und zieht sich in deren Mitte vom dritten bis zum fünften Mittelfußknochen hinunter. Massieren Sie die Zone mit der Daumenkuppe der rechten Hand leicht kreisend in Längsrichtung zum Fußgewölbe; die linke Hand stützt sich währenddessen am Fußrücken ab. Der Reflexbereich des Wurmfortsatzes (Appendix) liegt an der rechten Fußsohle zwischen Würfel- und Fersenbein sowie am äußeren Fußrü-cken beim Würfelbein. Während eine Hand am Fußrücken Halt gibt, massieren Sie mit der Daumenkuppe der anderen Hand unter leichtem Druck in Kreisbewegungen.

→ Streichen Sie den behandelten Fuß aus (S. 113) und mas-sieren Sie anschließend die genannten Zonen auf die gleiche Weise am anderen Fuß. Legen Sie, bevor Sie die Massage am anderen Fuß beginnen, eine kurze Pause von etwa fünf Minuten ein.

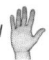

Massage der Zonen der Atemwege

Bei der Massage der Zonen von Lunge, Bronchien und Luftröhre darf der Druck im Vergleich zu den anderen Reflexzonen, wie etwa der des Herzes und des Kreislaufsystems, ein wenig kräftiger sein.

Wie Sie vorgehen

→ Zu Beginn massieren Sie die Luftröhrenzone auf dem Fußrücken. Sie verläuft vom Zwischenraum zwischen der großen und der zweiten Zehe am Fußrücken aufwärts zwischen dem ersten und zweiten Mittelfußknochen bis etwa zur Mitte dieser beiden Knochen. Arbeiten Sie diese Furche mit der Daumenkuppe rhythmisch durch.

→ Dann folgt die Massage der Bronchienzonen zwischen den anderen Mittelfußknochen. Arbeiten Sie sich wieder mit der Daumenkuppe in rhythmischen Bewegungen jeweils beginnend von den Zehengrundgelenken in Richtung Fußgelenk vor.

→ Nun wenden Sie sich der Lungenzone zu, indem Sie diese jeweils von den kleinen Zehen in Richtung Fußmitte hin massieren. Massieren Sie mit der Daumenkuppe kreisend und unter sanftem Druck, während die andere Hand den Fuß abstützt.

→ Anschließend bearbeiten Sie die Reflexzonen der Luftröhre und der Bronchien auf der Fußsohle. Dazu wandern Sie wieder, beginnend bei der Luftröhrenzone, von den Zehenzwischenräumen abwärts bis etwa zur Mitte der Mittelfußknochen.

→ Danach streichen Sie den Fuß aus (S. 113) und behandeln den anderen Fuß in der gleichen Weise. Auch hier empfiehlt sich eine kurze Pause, bevor der andere Fuß massiert wird.

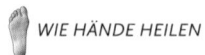

Massage der Zonen von Herz und Kreislauf

Bei der Massage der Herz- und Kreislaufzonen bedarf es sanfter Zurückhaltung, um Überreaktionen zu vermeiden. Arbeiten Sie am besten nur mit der Daumenkuppe und üben Sie nur leichten Druck aus.

Wie Sie vorgehen

→ Der Lage im Körper gemäß findet sich die Zone des Herzes auch nur am linken Fuß. Während die Stützhand den Fuß vom Fußrücken her hält, massieren Sie mit der Daumenkuppe der freien Hand einige Male sanft über die Herzzone, in streichenden Längsbewegungen zur Fußmitte hin.

→ Am rechten Fußrücken streifen Sie mit einem leichten Zangengriff entlang der Furchen der Mittelfußknochen vor zu den Zehenzwischenräumen, um die Kreislaufzonen zu behandeln. Der Daumen sollte dabei an der Fußsohle liegen, der Zeigefinger am Fußrücken.

→ Streichen Sie dann den behandelten Fuß sanft aus (S. 113), und massieren Sie den linken Fußrücken anschließend in der gleichen Weise.

Massage der Zonen von Solarplexus und Zwerchfell

Die Behandlung dieser Zonen wirkt sich direkt auf das vegetative Nervensystem aus. Sie ist besonders zu empfehlen und kann auch jederzeit zwischendurch angewendet werden, bei Stress, emotionaler Unausgeglichenheit und Nervosität. Auch wenn Sie nicht einschlafen können oder nachts aufwachen und dann nicht mehr zur Ruhe finden, ist eine Massage der Solarplexus- und Zwerchfellzonen ideal. Das Gleiche gilt vor Prüfungen und anderen Situationen, in denen Sie stark gefordert sind.

Wie Sie vorgehen

→ Die Behandlung beginnt mit der Zone des Zwerchfells – einem schmalen Streifen, der direkt unterhalb der Auftrittsfläche des Zehenballens anfängt und sich über die gesamte Fußsohle zur Außenseite zieht. Massieren Sie die Zone zuerst am rechten Fuß mit der linken Daumenkuppe, sanft kreisend von der Fußaußenseite hin zur Innenseite. Wiederholen Sie dies zwei- bis dreimal.

→ Danach streichen Sie den Fuß aus (S. 113) und massieren die Zwerchfellzone wie eben beschrieben am linken Fuß mit der rechten Daumenkuppe.

→ Zur Massage der Solarplexuszone, die an beiden Fußsohlen im Bereich des Mittelfußes unterhalb der zweiten und dritten Zehe liegt, gibt es einen Spezialgriff. Legen Sie dazu Ihre beiden Daumenkuppen flach und ohne festen Druck in das Grübchen unter dem Fußballen – bei der Partnerbehandlung an beiden Füßen zugleich, bei der Selbstbehandlung erst am rechten, dann am linken Fuß. Die restlichen Fingerkuppen liegen leicht auf dem Fußrücken und geben den Füßen Halt. Diese Behandlung ist überaus wohltuend und entfaltet weitreichende Wirkungen im Körper. Verweilen Sie deshalb länger dabei und versuchen Sie sich so gut wie möglich zu entspannen. Konzentrieren Sie sich auch auf Ihre Atmung.

→ Massieren Sie in dieser Weise die Solarplexuszone am anderen Fuß und streichen Sie abschließend beide Füße aus (S. 113).

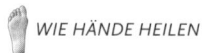

Massage der Zonen der Verdauungsorgane

Viele Menschen leiden heute an Verdauungsstörungen und anderen Problemen im Magen-Darm-Trakt. Entsprechend empfindlich sind auch ihre Reflexzonen der Verdauungsorgane: So fordern unter anderem zu schnelles, zu fettes, einseitiges und ungesundes Essen oder mangelhafte Bewegung ihren Tribut. Die Reflexzonenmassage vermag viele Beschwerden und Störungen im Verdauungssystem spürbar zu lindern.

Wie Sie vorgehen

→ Massieren Sie sanft kreisend am rechten Fuß mit der Daumenkuppe die Magenzone von der Fußinnenseite aus in Richtung Fußmitte.

→ Anschließend bearbeiten Sie die Zone des Zwölffingerdarms, die direkt darunter liegt. Halten Sie dabei den Fuß mit einer Hand an der Ferse.

→ Danach streichen Sie den rechten Fuß aus (S. 113) und massieren diese beiden Zonen am linken Fuß.

→ Nun massieren Sie am rechten Fuß die Leber- und die Gallenblasenzone und zwar jeweils von der Fußaußenseite hin zur Fußmitte. Verwenden Sie dazu die Daumenkuppe und arbeiten Sie mit etwas stärkerem Druck, der in die Tiefe gehen sollte.

→ Jetzt massieren Sie zuerst an der rechten, dann an der linken Fußsohle die Zone des Dünndarms mit der leicht kreisenden Daumenkuppe; jeweils von der Fußinnen- hin zur Fußaußenseite. Zur Massage der rechten Dünndarmzone nehmen Sie den linken Daumen und umgekehrt. Die jeweils freie Hand stützt den Fuß an der Ferse ab.

→ Danach massieren Sie die Dickdarmzone am rechten Fuß: Sie beginnen im äußeren Fersenbereich des rechten Fußes und massieren hinauf bis zur Zone des quer liegenden Dickdarms. Dann wechseln Sie zum linken Fuß und massieren die Zone des quer liegenden Dickdarms bis zur Zone des absteigenden Dickdarms.

→ Danach massieren Sie zuerst an der linken, dann an der rechten Fußinnenseite die Mastdarm- und Afterzonen mit einer kreisenden Massage der Daumenkuppe.

→ Abschließend streichen Sie beide Füße sanft aus (S. 113).

Massage der Harnwegs- und Nierenzonen

Die Zonen der harnableitenden Organe sollten Sie stets behutsam behandeln. Das gilt vor allem bei bereits bestehenden Beschwerden, wie beispielsweise einer Blasenentzündung. In einem solchen Fall kann die Reflexzonenmassage als sehr schmerzhaft empfunden werden. Wird die Massage jedoch vorsichtig und einfühlsam ausgeführt, kann sie die Funktionen von Nieren und Blase wirksam unterstützen und auch Störungen dieser Organe bereits im Vorfeld entgegentreten.

Wie Sie vorgehen

→ Massieren Sie die Nierenzone am rechten Fuß mit der rechten Daumenkuppe unter sanften und rhythmischen Druckbewegungen; die linke Hand dient dabei als Stützhand.

→ Danach behandeln Sie, ausgehend von den Nierenzonen, mit dem linken Daumen die Harnleiterzonen bis zur Blasenzone.

→ Die Blasenzone sowie die Blasenschließmuskelzone des rechten Fußes massieren Sie mit der Daumenkuppe behutsam von der Fußsohle aus in Richtung Fußknöchel.

→ Danach ausstreichen und den linken Fuß massieren.

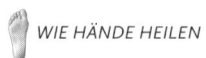

Massage der Zonen der Beckenorgane

Wenn Sie die Reflexzonen der Beckenorgane behandeln, kann die Massage durchaus kräftiger erfolgen. Es dürfen allerdings keine konkreten Beschwerden wie Entzündungen oder Infektionen vorliegen.

Wie Sie vorgehen

→ Die Massage beginnt mit dem rechten Daumen am rechten Fuß bei der Reflexzone der Eierstöcke beziehungsweise Hoden, die unterhalb des Außenknöchels liegt. Massieren Sie mit der Daumenkuppe unter sanften, rhythmischen Bewegungen.

→ Danach wandern Sie mit Ihrem rechten Daumen über die Eileiterzone am Fußrücken hinweg zu den Reflexzonen von Gebärmutter und Prostata an der Fußinnenseite. Die Gebärmutter- beziehungsweise die Prostatazone behandeln Sie durch großflächiges Kreisen mit der Daumenkuppe.

→ Wiederholen Sie die Massage der Beckenorganzonen zwei Mal. Streichen Sie anschließend den rechten Fuß sanft aus (S. 113), und gehen Sie zum linken Fuß über.

Massage der Zonen der endokrinen Drüsen

Die Reflexzonen der endokrinen Drüsen können Sie kräftiger massieren. Wenn konkrete Störungen und Beschwerden vorliegen, sollte die Massage allerdings sanfter erfolgen.

Wie Sie vorgehen

→ Am rechten Fuß beginnen Sie mit der Massage der Schilddrüsenzonen: mit kreisenden Bewegungen der Daumenkuppe von der Fußmitte aus über den Ballen massieren. Behandeln Sie anschließend die Schilddrüsenzonen am linken Fuß.

→ Weiter geht es am rechten Fuß mit der Massage der Bauchspeicheldrüsenzone, die Sie mit der Daumenkuppe der rechten Hand sanft und rhythmisch aus der Fußmitte heraus behandeln. Im Anschluss massieren Sie diese Zone am linken Fuß.

→ Nun behandeln Sie die Nebennierenzonen, zuerst am rechten und dann am linken Fuß. Arbeiten Sie dazu mit der rechten Daumenkuppe in rhythmischen Druckbewegungen. Die linke Hand dient dabei als Stütze.

→ Abschließend streichen Sie beide Füße wieder sanft aus (S. 113).

Abschluss

Das Grundprogramm zur Massage der Reflexzonen am Fuß ist damit beendet. Streichen Sie die Füße noch einmal sorgfältig aus (S.113), auch die Beine bis zu den Oberschenkeln. Wenn es möglich ist, sollten Sie noch eine Weile ruhen – im Liegen oder bequem zurückgelehnt auf einem Sessel. Durch die große Entspannung während der Massage hat Ihr Körper seine „Heizkraft" nun etwas heruntergeschraubt. Decken Sie sich daher mit einer warmen Wolldecke zu, oder ziehen Sie eine Jacke über.

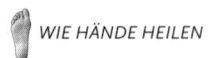

Grenzen der Reflexzonentherapie

Die Massage der Reflexzonen ist eine ideale Möglichkeit, sein gesundheitliches Befinden insgesamt zu stärken und die Selbstheilungskräfte des Körpers zu unterstützen. Ferner ist diese Behandlung hervorragend dazu geeignet, Beschwerden an bestimmten Organen und Körperteilen vorzubeugen und diese zu bessern. Im Mittelpunkt der therapeutischen Möglichkeiten, welche die Reflexzonenmassage bietet, stehen sogenannte funktionelle Störungen. Das sind Beschwerden, bei denen keine organischen Störungen bestehen. Bei allen anderen Erkrankungen ist die Selbstbehandlung durch Reflexzonenmassage ohne ärztliche Kontrolle nicht angezeigt. Konsultieren Sie in solchen Fällen Ihren Arzt oder Therapeuten. Dieser wird Ihnen sagen, ob der selbstständige Einsatz der Reflexzonentherapie für Sie sinnvoll ist. Scheuen Sie sich nicht, von Ihrem Vorhaben zu sprechen. Denn immer mehr Ärzte stehen dieser Behandlungsmethode offen und positiv gegenüber.

Wann Sie die Reflexzonenmassage nicht anwenden dürfen

Die Massage der Reflexzonen birgt ein umfassendes Heilpotenzial in sich, hat jedoch auch ihre Grenzen, die Sie bitte sorgfältig beachten und einhalten sollten. So gibt es bestimmte Grunderkrankungen und akute Gesundheitsstörungen, die ihren Einsatz verbieten. Dabei wird unterteilt in absolute Gegenanzeigen, bei denen auf keinen Fall eine Reflexzonenmassage erfolgen darf, und relativen Gegenanzeigen, bei denen der Einsatz jeweils im Einzelfall abzuwägen ist.

Absolute Gegenanzeigen

→ Fieber
→ ansteckende Krankheiten
→ Grippe
→ starke Erkältungen
→ Hauterkrankungen im vorgesehenen Behandlungsgebiet
→ Verletzungen und Verbrennungen
→ erste drei bis sechs Monate nach einem Herzinfarkt oder einem Schlaganfall
→ Krebserkrankungen; besonders bei Behandlung mit Bestrahlungen oder Chemotherapie
→ Herzschrittmacher
→ unklare oder starke Schmerzen
→ Blutergüsse im vorgesehenen Behandlungsgebiet
→ Multiple Sklerose
→ Venenentzündungen (auch bereits bei starken Krampfadern)
→ lymphatische Ödeme
→ Neigung zu Krampfanfällen (auch Epilepsie)

Relative Gegenanzeigen

Hierzu gehört vor allem eine Schwangerschaft. In den ersten drei Schwangerschaftsmonaten sollte am besten völlig auf Reflexzonenmassagen verzichtet werden. In der restlichen Schwangerschaftszeit sollten die Reflexzonen der Hormon- und Unterleibsbereiche nicht behandelt werden.

Bei folgenden gesundheitlichen Störungen in der Schwangerschaft darf generell über die gesamte Dauer keine Reflexzonenmassage angewendet werden:

→ Diabetes (auch Schwangerschaftsdiabetes)
→ Bluthochdruck
→ Lupus erythematodes
→ vorhergegangene Fehlgeburten
→ vorzeitige Wehen
→ Blutarmut (Anämie)
→ vorangegangene Mehrlingsgeburten
→ Nierenerkrankungen
→ Wachstumsstörungen des Fötus
→ Untergewicht

Reflexzonen an den Händen und Ohren

Wie Sie bereits erfahren haben, finden sich Reflexzonen nicht nur an den Füßen, sondern auch an unseren Händen und Ohren. Das allgemeine Wohlbefinden lässt sich über die Massage dieser Reflexzonen ebenfalls positiv beeinflussen, und man kann gesundheitlichen Störungen vorbeugen und sie lindern.

Die Zonen an den Händen

Der US-amerikanische Arzt William Henry Fitzgerald, der bereits auf Seite 16f. erwähnt wurde, entdeckte nicht nur die Reflexzonen an den Füßen, sondern auch die an den Händen und den Ohren. Er hat herausgefunden, dass alle Organe unseres Körpers auch an den Händen gewissermaßen „gespiegelt" werden. Jede der fünf Längszonen, in die unser Körper unterteilt wird (S. 31f.), beginnt an einer der fünf Fingerspitzen. Alle Organe und Körperteile, die gemeinsam in einer dieser Zonen liegen, reagieren aufeinander und beeinflussen sich gegenseitig.

„Handwerk" für Ihre Gesundheit

In den Händen enden ebenso wie an den Füßen zahllose Nerven, die mit den inneren Organen und Geweben unseres Körpers in direkter Verbindung stehen. So lässt sich, beispielsweise mit dem sanften Massieren der Handinnenfläche, eine ganze Reihe von wohltuenden und heilsamen Reaktionen in Gang setzen.

Das zarte Streichen, Kneten oder Stimulieren der Reflexzonen in den Händen sorgt auch für eine wirkungsvolle Tiefenentspannung und regt den Stoffwechsel, die Durchblutung sowie die Tätigkeit der Organe an. Zudem unterstützt es die Ausscheidung von Giftstoffen sowie Schlacken aus dem Körper und stimuliert das Immunsystem.

Einfach und bequem überall

Das große Plus der Handreflexzonenmassage ist, dass man sie einfach und überall anwenden kann. Bringen Sie sich, wo immer Sie möchten, in den Genuss dieses „Handwerks" für

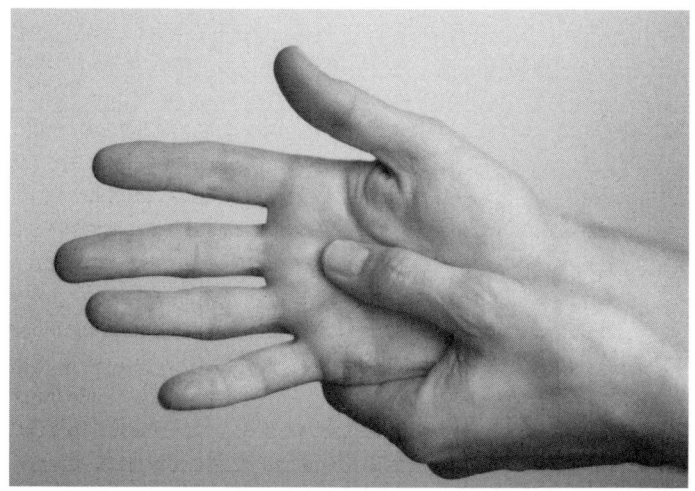

Gesundheit im wahrsten Wortsinn in die Hand nehmen...

Ihre Gesundheit. Ob im Sessel vor dem Fernsehgerät, in der Badewanne, auf der Decke am Strand, in der Mittagspause, zwischendurch am Schreibtisch, unterwegs in Bus oder Bahn – den Möglichkeiten sind fast keine Grenzen gesetzt. Sie müssen dazu nichts auszuziehen und auch keine besondere Haltung einnehmen. Schieben Sie nur die Ärmel etwas hoch.

Unsere Hände – kleine Wunderwerke

Mit Fug und Recht dürfen wir unsere Hände als echte Wunderwerke bezeichnen, denn mit ihnen lassen sich unbeschreiblich viele Aufgaben des täglichen Lebens bewerkstelligen. Außerdem ermöglichen Sie uns den direkten Kontakt zu unserer Umwelt. Nicht nur durch Fühlen und Tasten, sondern auch durch die Berührung. Diese Fähigkeiten verdanken die Hände zahllosen Muskeln, Sehnen und Bändern, vielen Gelenken und, ganz wichtig, unzähligen Nerven. Sie machen Handrücken und Handinnenflächen besonders sensibel für Reize von außen. Die Signale, die diese Reize auslösen, werden von den Händen direkt weitergeleitet zum Gehirn und wirken sich dann im gesamten Körper aus. So können über die einzelnen Reflexzonen an den Händen gezielt bestimmte Organe und Körperpartien wohltuend und heilsam beeinflusst werden.

Lage der Reflexzonen an den Händen

Die Hand spiegelt ebenso wie der Fuß unseren gesamten Körper wider. Die linke Hand repräsentiert die linke Körperhälfte

Wann die Massage der Handreflexzonen tabu ist

Bei einigen Indikationen dürfen Sie die Massage nicht durchführen. Dazu gehören:
→ schwere Infektionen
→ starke Entzündungen
→ Thrombosegefahr
→ Venenentzündungen
→ Beschwerden an den Händen wie Schwellungen, Hautreizungen oder Ekzeme
→ Tragen eines Herzschrittmachers
Bitte beachten Sie, dass die Handreflexzonenmassage in der Schwangerschaft nur nach ärztlicher Rücksprache erfolgen sollte.

und die rechte Hand die rechte Körperhälfte. Reflexzonen von Organen, die nur einmal im Körper vorhanden sind, finden sich auch nur auf einer der beiden Hände. So existiert die Herzzone nur an der linken Hand, während es die Zone für die Leber nur auf der rechten Handfläche gibt.

Die Handreflexzonen befinden sich an den gesamten Handflächen einschließlich der Finger und dem Daumen, dem Handrücken sowie der Handwurzel.

Die Fuß- und Handreflexzonen sind sich in ihrer Anordnung und Wirkungsweise sehr ähnlich, weil sich aber Hände und Füße in der Form unterscheiden, unterscheiden sich auch ihre Reflexzonen in Form und Größe. Die Bereiche für Kopf und Nebenhöhlen (die Finger) sind an den Händen ausgeprägter, da die Finger sehr lang sind. Die Reflexzonen der inneren Organe an den Handinnenflächen sind hingegen in komprimierter Form vorhanden.

Massage der Handreflexzonen

Wie bei der Massage der Fußreflexzonen gibt es auch bei der Behandlung der Handreflexzonen einige wenige Dinge zu berücksichtigen, die im Folgenden aufgeführt sind:

→ Bevor Sie sich Ihre Hände „vornehmen", sorgen Sie dafür, dass diese warm und gut durchblutet sind. Dazu empfehlen sich diese Aufwärmübungen: Bewegen Sie Ihre Hände, streichen Sie darüber, ziehen Sie vorsichtig an allen Ihren Fingern und reiben Sie die Handflächen aneinander.

→ Ihr wichtigster Masseur ist der Daumen, während die anderen Finger überwiegend die Hände halten und stützen. Beim Massieren beugt und streckt sich das obere Daumenglied immer wieder, sodass sich die Daumenkuppe vergleichbar einer Raupe über die Hautoberfläche vorwärts bewegt. An größeren Reflexzonen können auch kreisende Bewegungen und Reibungen durchgeführt werden.

→ Soll die Handreflexzonenmassage anregend sein, dann können kräftige und schnelle Massagebewegungen durchgeführt werden. Ist eine beruhigende Wirkung erwünscht, dann kann auch entsprechend sanft und langsam massiert werden.

→ Überlasten Sie weder Ihren Daumen noch die anderen Finger. Beenden Sie die Massage, wenn Sie Schmerzen empfinden, unangenehme Spannungen auftreten oder sich die Beschwerden verschlimmern.

→ Achten Sie auf Zeichen, die Ihnen Ihre Hände geben: Juckreiz, Schmerzen, Spannungen oder Hautverfärbungen an bestimmten Stellen können Hinweise auf ein gestörtes Organ oder Körperteil sein.

→ Behandeln Sie abwechselnd eine Hand mit der anderen. Reflexzonen, die auf beiden Händen liegen, massieren Sie nacheinander erst auf der rechten, dann auf der linken Hand. Danach widmen Sie sich der nächsten Zone.

→ Gönnen Sie sich nach der Massage einige Minuten Ruhe und unterstützen Sie so die Wirkung Ihrer Bemühungen. Schön ist es, wenn Sie Ihre Hände anschließend mit einer pflegenden Hautcreme verwöhnen.

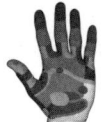 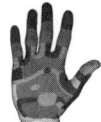 *Die verschiedenen Handreflexzonen finden Sie übersichtlich in farbigen Grafiken auf der hinteren Umschlag-Innenklappe.*

Grundprogramm für die Massage der Handreflexzonen

Die Handreflexzonenmassage beginnt in der Regel mit der rechten Hand. Daran anschließend werden die Zonen an der linken Hand massiert.

→ Streichen Sie zunächst Ihren Arm und die Hand großflächig aus. Beginnen Sie bei der Schulter und gehen Sie dann über den gesamten Arm bis hinunter zu den Fingerspitzen. Dabei können Sie ruhig ein wenig Druck ausüben, jedoch nicht zu viel.

→ Anschließend bearbeiten Sie den Unterarm mit kreisenden Bewegungen. Weil die Muskeln des Unterarms an der Hand ansetzen, ist es sinnvoll und empfehlenswert, nicht nur die Hand zu massieren, sondern auch den Unterarm in die Handreflexzonenmassage mit einzubeziehen.

→ Die Handinnenseite massieren Sie mit einem oder – bei einer Partnermassage – beiden Daumen. Kreisen Sie über die gesamte Handinnenfläche, hier dürfen Sie auch ruhig etwas mehr Druck aufwenden. Auf dem Handrücken hingegen sollten Sie etwas vorsichtiger sein, denn hier sind viele Menschen empfindlich.

→ Massieren Sie die Organzonen in dieser Reihenfolge: Zunächst die Zonen für Lunge und Brust. Dann geht die Handreflexzonenmassage über zu Herz, Magen und sämtlichen inneren Organen. Im nächsten Schritt werden die Wirbelsäulenbereiche am äußeren Daumen massiert. Danach wenden Sie sich den Zonen für Augen und Ohren an den Fingerwurzeln zu – diese stimulieren Sie in kreisenden Bewegungen. Zum Schluss folgen die Zonen des Gehirns an den Fingern. Hier wird mit reibenden Bewegungen zur Fingerspitze hin massiert.

→ Abschließend streichen Sie die Finger noch einzeln aus. Den Daumen sollten Sie besonders am Ballen noch etwas stärker behandeln, denn hier machen sich oftmals Verspannungen bemerkbar.

Für spezielle Anliegen

Im Folgenden sind Massagen aufgeführt, die bei einem speziellen Anliegen ganz gezielt eingesetzt werden können.

Für neue Energie

→ Wenden Sie sich zuerst Ihren Daumen zu: Auf ihrer höchsten Erhebung liegt die Zone der Hypophyse. Oberhalb des Grundgelenkes (zwischen dem Mittelhandknochen und dem ersten Daumengelenk) läuft rundherum die etwa fingerbreite Schilddrüsenzone. Beide Zonen massieren Sie mit sanften kreisenden Bewegungen und regen so die Hormonproduktion an.

→ Nun bearbeiten Sie die Zonen im oberen Teil der Handinnenflächen. Zum Schluss drücken Sie vorsichtig auf die Zone des Sonnengeflechts (Solarplexus). Sie finden diese im Zentrum Ihrer Handfläche, zwischen den Mittelhandknochen von Mittel- und Ringfinger auf einer Querlinie, die zwischen dem Ansatz von Daumen und Zeigefinger beginnt.

Kopfschmerzen lindern

→ Massieren Sie nacheinander alle Finger von den Spitzen bis hinunter zu den Grundgelenken. So erreichen Sie sämtliche Zonen, die für den Kopf eine Rolle spielen.

→ Anschließend massieren Sie auf Handflächen und Handrücken jeweils die Zonen der Nacken- und Schultermuskulatur mit kreisenden Bewegungen.

→ Danach sind die Zonen der Hals- und Brustwirbelsäule an der Reihe. Sie beginnen unter dem Nagelrand des Daumens.

→ Abschließend massieren Sie die Solarplexuszone mitten in der Handfläche.

Hilfe bei Erkältungen

→ An erster Stelle steht die Massage der Zonen von Nase und Rachen auf dem oberen Daumenglied sowie die der Stirn- und Kieferhöhlen auf den obersten Fingerkuppen.

→ Danach aktivieren Sie die oberen Lymphgefäße, indem Sie mit Zeigefinger und Daumen wie mit einer Pinzette sanft drückend in die kleinen „Schwimmhäute" zwischen den Fingern fassen.

→ Jetzt wenden Sie sich den Zonen der Bronchien und der Lunge zu. Massieren Sie hierfür Ihre Handinnenflächen im oberen mittleren Teil von oben nach unten.

→ Dann massieren Sie die Milzzone. Sie liegt inmitten der linken Handfläche, auf Höhe des Daumengelenks.

Die Reflexzonen an den Ohren

Bereits Hippokrates (um 460–370 v. Chr.) bediente sich der Behandlung der Reflexzonen an den Ohren, unter anderem, um Impotenz zu kurieren. Über die Jahrhunderte hinweg wurde diese Heilmethode dann von vielen Ärzten rund um den Globus weiterentwickelt. Doch vor rund vier Jahrzehnten weckte das alte Verfahren erneut das Interesse und hielt nach und nach in der Naturmedizin Einzug.

Aufgrund der kurzen Reflexwege zwischen den Ohrmuscheln und den Schmerzzentren in unserem Gehirn bewährt sich die Massage der Ohrreflexzonen besonders gut bei der Schmerztherapie. Sehr schnell lässt sich hier Linderung erzielen. Diese Form der Massage ist auch eine gute Alternative zur Akupunktur an den Ohren.

Wohlbefinden für Seele und Geist

Eine weitere Domäne der Ohrreflexzonenmassage liegt im psychischen und emotionalen Bereich: Während sich die Behandlung der Fußreflexzonen besonders bei körperlichen Beschwerden empfiehlt, ist die Ohrreflexzonenmassage vor allem zur seelisch-geistigen Harmonisierung angezeigt, denn über die reflektorischen Zonen an den Ohren kann auf unser Gefühlsleben und unsere emotionale Befindlichkeit Einfluss genommen werden. Und dies wirkt sich natürlich im Gegenzug wieder positiv auf der körperlichen Ebene aus, schließlich stehen Körper, Geist und Seele in einer engen wechselseitigen Beziehung zueinander.

Wie unmittelbar sich Emotionen und Gefühle auf den Körper auswirken, weiß jeder zu bestätigen, der beispielsweise vor Prüfungen und anderen schwierigen Situationen Magenschmerzen oder Durchfall bekommt. Die Liste solcher Beispiele ließe sich problemlos erweitern: Je nach den individuellen Schwachpunkten machen sich psychische Probleme und Belastungen bei jedem unterschiedlich bemerkbar.

Leidende Seele, leidender Körper

Die Ursachen vieler akuter wie chronischer Beschwerden liegen im seelisch-geistigen Bereich. So machen sich Probleme in der Partnerschaft oder im Sexualleben bei nicht wenigen Frauen mit Blasenbeschwerden bemerkbar. Die tief liegenden Ursachen von wiederholten Blasenentzündungen sind oft unterdrückte Emotionen und verschwiegene Bedürfnisse. Weitere Beispiele für solche psychosomatischen Beschwerden finden sich schnell – und ihre Liste wird, nachdem das Bewusstsein für die engen Zusammenhänge zwischen Psyche und Körper wächst, stetig länger.

Was auf der Seele lastet, den Körper schwächt und ihn langfristig krank macht, kann von Mensch zu Mensch verschieden und unterschiedlich stark ausgeprägt sein. Oftmals bedarf es daher einer intensiven Spurensuche, um den eigentlichen Gründen beständig wiederkehrender oder „therapieresistenter" Beschwerden auf die Schliche zu kommen.

Aufgrund der Tatsache, dass bei vielen Beschwerden Psyche und seelische Belastungen eine gewichtige Rolle spielen, kommt der Reflexzonenbehandlung am Ohr ein großer Stellenwert in der Pflege und Erhaltung unserer Gesundheit zu. Sie ist somit eine sehr sinnvolle Ergänzung zur Massage der Fußreflexzonen. Entsprechend finden sich bei den Behandlungen ab Seite 151 bei vielen Beschwerden auch Anweisungen zur Massage der Ohrzonen.

Massage der Ohrreflexzonen

Da die Ohrmuscheln recht empfindsam sind und leicht überreizt werden können, ist bei der Massage der dort befindlichen Reflexzonen ein großes Maß an Umsicht und Zurückhaltung geboten. Insbesondere bei der Partnermassage sollten Sie sehr behutsam vorgehen.

Massage „ohrgerecht"

Bei der Reflexzonenmassage der Ohren gilt noch häufiger als bei der an den Füßen: Oftmals bringt bereits minimaler Druck das erwünschte Ergebnis, wohingegen eine zu kräftig ausgeführte Massage den gegenteiligen Effekt haben kann. Körperliche Beschwerden brauchen hin und wieder eben eine stärkere Behandlung, die Harmonisierung psychischer Abläufe hingegen erfordert etwas mehr Fingerspitzengefühl.

Zeigefingertechnik

Angesichts der anatomisch bedingt kleineren „Arbeitsfläche" am Ohr wird hier mit der Spitze des Zeigefingers anstatt mit der Daumenkuppe massiert.

Dabei üben Sie über die Kuppe des Zeigefingers etwa dreißig Sekunden lang einen leichten, konstanten Druck aus. Achten Sie darauf, dass das Fingergelenk zwar gebeugt, jedoch nicht abgeknickt ist. Ebenso sollten Sie den Fingernagel nicht in die Ohrmuschel hineindrücken. Um dies zu vermeiden, feilen Sie entweder den Nagel des Zeigefingers kurz oder Sie arbeiten vorsichtig mit der Außenseite der Fingerkuppe. Gehen Sie dabei vorsichtig vor; bei Schmerzen brechen Sie die Behandlung sofort ab.

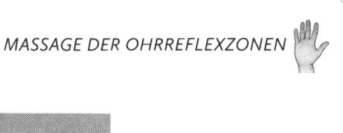

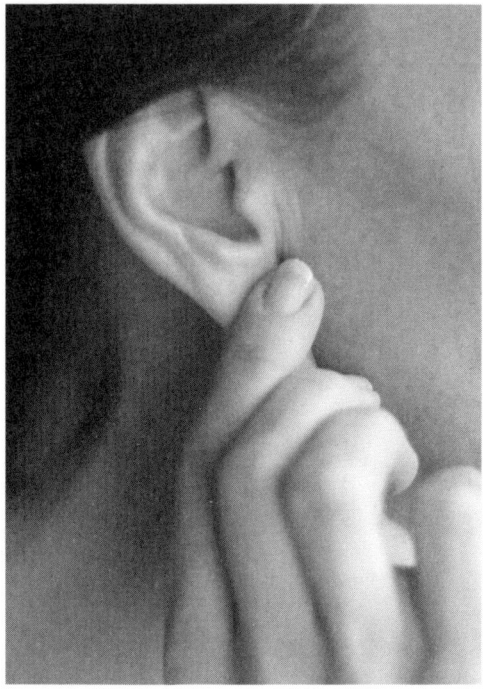

Am Ohr heißt es behutsam vorgehen.

Zangengriff

Dieser Griff eignet sich besonders für die äußeren Bereiche an der Ohrmuschel, weniger jedoch für die mehr im Inneren des Ohres liegenden Reflexpunkte. Wie bereits bei der Fußreflexzonenmassage beschrieben (S. 108), bilden Sie mit Daumen und Zeigefinger eine Zange: Der Zeigefinger liegt dabei an der Vorderseite, der Daumen an der Rückseite der Ohrmuschel. So haben Sie die Möglichkeit, bestimmte Zonen von zwei Seiten wortwörtlich „in die Zange" zu nehmen und zu behandeln. Dabei bewegt sich der Zeigefinger leicht kreisend auf dem unbeweglichen Daumen. Um eine stärkere Aktivierung zu erreichen, können Sie mit dem Fingernagel ganz leicht in die Haut drücken; allerdings nicht länger als vier bis fünf Sekunden.

Ausstreichen

Sie nehmen das Ohr zwischen den Zeigefinger und den Daumen und streichen es sanft von oben nach unten mehrmals hintereinander aus.

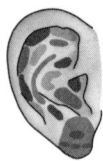

Die verschiedenen Ohrreflexzonen finden Sie übersichtlich in farbigen Grafiken auf der hinteren Umschlag-Innenklappe.

Grundprogramm für die Massage der Ohrreflexzonen

Massieren Sie Ihre Ohrreflexzonen möglichst regelmäßig einmal in der Woche und planen Sie dafür zehn bis 15 Minuten Zeit ein, je nachdem, wie geübt Sie bereits in der Reflexzonenbehandlung sind. Diese Massage ist nicht auf die Behandlung konkreter und akuter gesundheitlicher Probleme ausgerichtet, sondern dient der langfristigen psychischen wie körperlichen Stabilisierung.

Stärkung der emotionalen Energie

Die Aktivierung der Gefühlsenergie hilft dabei, sich Empfindungen besser bewusst zu machen und sie auszudrücken. So manches, was hinuntergeschluckt und verdrängt wurde, kann auf diese Weise wieder wahrgenommen, mitgeteilt und verarbeitet werden.

→ An der inneren Kante des Ohrläppchen wenden Sie den Sedierungsgriff (S. 106f.) an, um die hier lokalisierte Zone zu beruhigen.

→ Danach massieren Sie in der Mitte des Knorpels, der die Ohrmuschel umgibt – etwa auf der Höhe der äußeren Gehörgangöffnung –, mit der Kuppe des Zeigefingers unter mittlerem Druck, um diese Zone zu stabilisieren.

→ An der Stelle, an der der knorpelige Ohrmuschelrand seinen Anfang nimmt, direkt über der Ohröffnung – Sie spüren hier eine kleine Erhebung – massieren Sie mit der Zeigefingerspitze unter kräftigem Druck und mit etwas schnelleren Bewegungen. Denn diese Zone soll aktiviert werden.

Harmonisierung des gesamten Körpers

Über diese Massage besteht die Möglichkeit, zu allen Organen Kontakt aufzunehmen und diese direkt zu beeinflussen. Die verschiedenen Organe und Körperbereiche werden in ihren Funktionen gefördert und angeregt, arbeiten besser zusammen, und das Körpergefühl wird gesteigert.

Diese Ohrbehandlung ist jederzeit durchführbar, harmonisiert den Körper bei etwaigen Ungleichgewichten und stellt die Basis für Ihr Wohlbefinden wieder her. Demgemäß widmen Sie sich hier nicht einzelnen Bereichen, sondern dem Ohr im Ganzen.

→ Reiben Sie die Ohren zunächst sanft durch kreisende Bewegungen Ihrer Handflächen. Falten Sie anschließend die Ohrmuschel nach innen und ziehen Sie sie danach wieder nach außen.

→ Wiederholen Sie dies einige Male und streichen Sie danach das gesamte Ohr sanft mit den Fingerkuppen nach unten aus.

Beschwerden behandeln

Die Massage der Reflexzonen an Füßen und Ohren kann ganz gezielt bei verschiedenen Beschwerden eingesetzt werden. In diesem Kapitel erfahren Sie wie. Bei jedem Beschwerdebild werden Ihnen zunächst die typischen Symptome und Ursachen erläutert. Darauf folgt die genaue Beschreibung der Massageschritte, und schließlich sind Maßnahmen aufgeführt, die Ihnen zusätzlich zur Reflexzonenbehandlung helfen können.

Die nachfolgenden Anwendungen können und dürfen jedoch die ärztliche Behandlung keinesfalls ersetzen. Sie sind

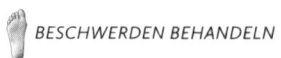

nur als Unterstützung einer Therapie zu verstehen, insbesondere wenn es sich um ernstere Erkrankungen handelt.
Bei den einzelnen Beschwerden ist daher auch angegeben,
wann und bei welchen Symptomen Sie einen Arzt konsultieren müssen.

Sollten während der Massage Übelkeit und Schwindel-
gefühle, Kreislaufprobleme oder Kopfschmerzen auftreten,
beenden Sie die Behandlung sofort. Ruhen Sie sich für eine
Weile aus oder gehen Sie an der frischen Luft spazieren. Dass
der Körper so heftig auf die Behandlung der Reflexzonen
reagiert, kommt zwar nur selten vor, ist aber niemals ganz
auszuschließen.

Wenn sich Ihre Beschwerden trotz der Reflexzonenmassage nicht bessern oder sich im Gegenteil sogar noch verschlimmern, holen Sie bitte umgehend ärztlichen Rat ein. Konsultieren Sie auch dann einen Arzt, wenn Sie sich bezüglich der
Diagnose unsicher sind oder wenn sich die Beschwerden nach
der Behandlung wieder einstellen. Nehmen Sie das nicht auf
die leichte Schulter, und berücksichtigen Sie die Grenzen der
Reflexzonenmassage.

Rücksprache mit dem Arzt

Falls Sie wegen einer bestimmten Beschwerde bereits in
Behandlung sind, sollten Sie Ihren Arzt oder Heilpraktiker
darüber informieren, dass Sie Fußreflexzonenmassagen als
Unterstützung seiner Therapie anwenden möchten. Das ist
besonders bei schwerwiegenderen Gesundheitsstörungen
und chronischen Grunderkrankungen wie beispielsweise
Bluthochdruck und Diabetes mellitus (Zuckerkrankheit)
wichtig.

Abwehrschwäche

Ständig erkältet, rasch erschöpft und dauernd müde? Lässt die körpereigene Abwehr vorübergehend an Schlagkraft nach, ist das noch kein Alarmsignal. Wenn Sie jedoch häufiger Erkältungen und Infektionen haben, sich oft müde und antriebslos fühlen, ist es dringend an der Zeit, dem angeschlagenen Immunsystem wieder auf die Beine zu helfen. Denn sind die körpereigenen Abwehrkräfte geschwächt, laufen auch sämtliche anderen Prozesse im Organismus nur noch mit halber Kraft voraus. Krankheitserreger haben dann ein leichtes Spiel.

Was das Immunsystem auf die Probe stellt, sind nicht nur Bakterien und überall lauernde Ansteckungsquellen. Auch Bewegungsmangel und einseitige Ernährung fordern es heraus. Ebenso kann psychischer Stress das Abwehrteam in die Knie zwingen. Deshalb sollten Sie zur Stärkung des Immunsystems nicht nur der körperlichen, sondern vor allem auch der emotionalen Ebene Aufmerksamkeit schenken: Versuchen Sie, Belastungen und Stress abzubauen.

Eine einfache und dabei sehr wirkungsvolle Möglichkeit zur Stärkung des Immunsystems bietet Ihnen die Massage der Reflexzonen Füße und Ohren. Ihre regelmäßige Anwendung harmonisiert den Energiefluss, gleicht körperliche wie seelische Ungleichgewichte aus und aktiviert die Selbstheilungskräfte.

Die Massage

Abgesehen vom Grundprogramm zur Massage aller Reflexzonen (S. 116ff.) sollten Sie in Zeiten erhöhter Infektanfälligkeit die folgende Massage ein- bis zweimal wöchentlich über einen längeren Zeitraum durchführen.

→ Massieren Sie zunächst sämtliche Zonen des lymphatischen Systems aktivierend, um die für das Immunsystem überaus wichtigen Funktionen dieser Organe zu unterstützen.

→ Stress, Nervosität sowie übermäßige geistige und körperliche Anspannung können das Immunsystem nachhaltig schwächen und die körpereigene Abwehr beeinträchtigen. Um dem zu begegnen, massieren Sie nun die Solarplexuszone mit dem auf Seite 127 beschriebenen Spezialgriff.

→ Darüber hinaus bedenken Sie die Zone der Hypophyse mit einer ausgleichenden, stabilisierenden Massage.

→ Die Zonen von Milz und Bronchien behandeln Sie mit einer aktivierenden Massage; ebenso die Zonen der Nasennebenhöhlen und der Zähne.

→ Die Ohren behandeln Sie ganz unten an der Spitze des Ohrläppchens beruhigend mit dem Sedierungsgriff. Diesen wenden Sie auch am Ohrmuschelrand an: Massieren Sie die gesamte Rückseite (zum Hinterkopf hin) im Abstand von jeweils etwa einem Zentimeter.

Was Ihnen zusätzlich hilft

→ Meiden Sie alles, was den Körper belastet (z.B. Stress, Nikotin, Alkohol), und sorgen Sie für ausreichend Schlaf und Bewegung.

→ Achten Sie auf eine vollwertige Ernährung mit naturbelassenen Nahrungsmitteln und ausreichend Vitaminen und Mineralstoffen: viel Obst, Gemüse, magere Milchprodukte und Fisch.

→ Essen Sie regelmäßig Joghurt mit lebenden Bakterienkulturen, denn das stärkt die Aktivität der körpereigenen Killerzellen, die Viren und Tumorzellen angreifen. Zudem erhöht Joghurt die Menge an Interferon im Körper, einem wichtigen abwehrstärkenden Stoff.

→ Verwenden Sie möglichst häufig Knoblauch zum Kochen und zwischendurch auch einmal pur. Die scharfen Knollen erhöhen die Schlagkraft des Abwehrsystems und schützen aufgrund ihrer starken antibakteriellen Wirkung vor Infektionen.

→ Gehen Sie Stress und übermäßigen psychischen Belastungen so weit es geht aus dem Weg. Sorgen Sie für regelmäßige Erholungspausen, damit Körper, Geist und Seele immer wieder auftanken können.

→ Führen Sie täglich abwehrstärkende Anwendungen wie beispielsweise Wechselduschen und Trockenbürsten durch.

→ Auch ein Saunabesuch sollte (sofern Ihr Arzt nichts dagegen einzuwenden hat) einmal pro Woche auf Ihrem Programm stehen.

→ Nehmen Sie Echinacea-Präparate (aus Apotheke oder Reformhaus), Vitamin C oder Vitamin-C-Präparate (ebenfalls aus Apotheke oder Reformhaus) ein.

→ Verschaffen Sie sich viel Bewegung an der frischen Luft – auch bei schlechtem Wetter.

→ Schlafen Sie ausreichend: Einige der Nervenbotenstoffe, die uns in Tiefschlaf versetzen, halten die Immunzellen fit.

→ Reduzieren Sie Ihren Alkohol- und Kaffeekonsum und verzichten Sie auf das Rauchen.

Grenzen der Selbstbehandlung

Suchen Sie auf jeden Fall einen Arzt auf, wenn ...

→ Infekte gehäuft auftreten (mehr als sechsmal im Jahr) oder länger anhalten als eine Woche.

→ die Wundheilung verzögert ist.

→ sich das Allgemeinbefinden verschlechtert beziehungsweise sich hohes Fieber einstellt.

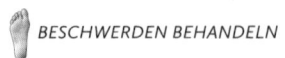

Allergische Reaktionen

Der Begriff Allergie stammt aus dem Griechischen und bedeutet übersetzt so viel wie „andere Reaktion". Damit ist das Wesen einer allergischen Reaktion bereits ausgedrückt: anders als sonst und anders, als gesund ist. Normalerweise kann das Immunsystem zwischen harmlosen und schädlichen Stoffen unterscheiden. Bei Allergikern ist diese Fähigkeit außer Kontrolle geraten. Ihr Immunsystem stuft auch harmlose Substanzen als gefährlich ein und bekämpft sie mit sogenannten Überempfindlichkeitsreaktionen. Beim ersten Kontakt mit der allergieauslösenden Substanz, dem Allergen, wird das Immunsystem sensibilisiert. Der erneute Kontakt mit dem Allergen setzt körpereigene Substanzen frei, unter anderem Histamin. Diese Substanzen verursachen schließlich die für Allergien typischen Symptome.

Die Veranlagung, im Laufe seines Lebens eine Allergie zu entwickeln, ist vermutlich angeboren und kann vererbt werden. Daneben sind die Ursachen in der wachsenden Umweltverschmutzung und in der zunehmenden Industrialisierung zu suchen: Dadurch kommen wir mit immer neuen, künstlich hergestellten Substanzen in Kontakt, auf die sich unser Immunsystem erst einstellen muss. Allergien können auch psychisch bedingt sein. Dauerhafter Stress, seelische Anspannung und geistige Überforderung schwächen das Immunsystem zusätzlich und setzen seine Reaktionsfähigkeit herab.

Da bei Allergikern das Immunsystem übersensibel und unangemessen auf bestimmte Stoffe reagiert, muss die Behandlung auf die nachhaltige Stärkung der körpereigenen Abwehr abzielen. Genau hier greift die Reflexzonenmassage, denn sie unterstützt das Immunsystem, aktiviert die körpereigenen

Die häufigsten Allergien

→ **Heuschnupfen:** Heuschnupfen ist die Folge einer Überempfindlichkeitsreaktion auf Eiweißbestandteile in Pollen von Bäumen, Sträuchern oder Gräsern, die während der Blütezeit in die Luft gelangen. Typische Symptome sind Kribbeln und Juckreiz in Nase und Rachen, tränende Augen und Niesreiz bis hin zu regelrechten Niesanfällen. Die Nase läuft, die gereizte Nasenschleimhaut schwillt an und verstopft die Nase.

→ **Tierhaar-Allergie:** Sie wird direkt durch die Haare oder durch die darin lebenden Milben verursacht.

→ **Hausstaub-Allergie:** Auslöser für diese Allergie sind Hausstaubmilben und deren Ausscheidungen.

→ **Sonnen-Allergie:** Die Sonnen-Allergie ist eine Immunreaktion, die mit verzögerter Wirkung auftritt. Das Allergen ist bisher nicht bekannt. Symptome sind Juckreiz, brennende Quaddeln oder Pusteln einige Stunden oder Tage nach dem Aufenthalt in der Sonne.

→ **Nahrungsmittel-Allergie:** Bestimmte Nahrungsmittel wie Nüsse, Obst oder Milchprodukte lösen diese Allergie aus.

→ **Kontakt-Allergie:** Wie der Name schon sagt: Bei Kontakt mit Kosmetika, Schmuck oder Kleidung bilden sich rote Stellen auf der Haut; oft auch Bläschen, die jucken und nässen.

→ **Medikamenten-Allergie:** Einige Menschen reagieren auf arzneiliche Wirkstoffe wie beispielsweise Penizillin allergisch.

Selbstheilungskräfte und kann auf diese Weise übermäßige Reaktionen auf bestimmte Substanzen vermindern und letztendlich Allergien lindern oder sogar beheben.

Die Massage

Führen Sie die diese Behandlung der Reflexzonen ein- bis zweimal wöchentlich über mindestens zwei Monate hinweg durch.

→ Als Erstes massieren Sie die Zonen der Milz sowie des lymphatischen Systems jeweils aktivierend.

→ Anschließend behandeln Sie mit einer aktivierenden Massage zuerst die Zonen von Nieren und Nebennieren, danach die der Leber und dann jene von Dünn- und Dickdarm.

→ Für die Massage der Solarplexuszone wenden Sie den auf Seite 127 beschriebenen Spezialgriff an.

→ Zur Wiederherstellung des bei Allergien oftmals aus dem Lot geratenen psychischen Gleichgewichtes behandeln Sie den Mittelpunkt der Ohrläppchen mit einer ausgleichenden, stabilisierenden Massage.

→ Am obersten Punkt des knorpeligen Ohrmuschelrands arbeiten Sie dagegen beruhigend mit dem Sedierungsgriff.

Was Ihnen zusätzlich hilft

→ Lüften Sie Ihre Räume häufig.

→ Staub- und Pollenfänger wie Teppiche, Gardinen weitgehend entfernen. Alternativen: Parkett- oder Linoleumböden und Jalousien.

→ In Matratzen und Kissen lauern besonders viele Hausstaubmilben: Deshalb mit Hüllen aus synthetischem Spezialmaterial – abziehbar und waschbar – versehen und diese einmal monatlich waschen.

→ Bedecken Sie Erde von Zimmerpflanzen mit Sand oder ersetzen Sie sie durch Hydrokultur. Im Schlafzimmer sollten Sie ganz auf Pflanzen verzichten.

→ Ihr Staubsauger sollte mit einem Filter für Schwebstoffe (HEPA-Filter) ausgestattet sein und ein großes Staubrückhaltevermögen aufweisen.

→ Achten Sie bei Kosmetika auf die Liste der Inhaltsstoffe – sie stehen heute bei vielen Produkten auf dem Etikett. Wer die chemischen Lichtfilter in Sonnenschutzmitteln nicht verträgt, kann Produkte mit Mikropigmenten (Titandioxid, Zinkoxid) wählen.

→ Tragen Sie beim Putzen Haushaltshandschuhe.

→ Meiden Sie Modeschmuck aus unedlen Metallen.

→ Greifen Sie möglichst zu naturbelassenen Lebensmitteln mit wenigen Zusatz-, Farb- und Konservierungsstoffen.

→ Wenn Sie oder Ihr Kind bereits Allergiker sind, dann halten Sie keine Haustiere. Vor allem Kinder werden sonst leicht gegen weitere Allergene sensibilisiert.

Grenzen der Selbstbehandlung

Konsultieren Sie auf jeden Fall einen Arzt, wenn

→ Atemprobleme auftreten.

→ sich die Symptome trotz Behandlung nicht innerhalb von zwei bis drei Tagen bessern oder im Laufe eines Tages heftiger werden.

→ eine Allergie erstmalig auftritt. Dann muss ein Allergie-Test durchgeführt werden, um den Auslöser zu finden.

Angstzustände

Angst und Furcht haben an sich eine sehr wichtige Aufgabe in unserem täglichen Leben, warnen sie uns doch vor gefährlichen Situationen und bewahren uns vor risikoreichem Verhalten. Zur Belastung wird das innere Warnsystem jedoch dann, wenn es ohne erkennbaren Anlass und vorschnell Alarm schlägt. Solche irrationalen Ängste, sogenannte Phobien, können für die Betroffenen zu einem ernsthaften Problem werden, da sie nicht willentlich zu beeinflussen sind und den Alltag stark beeinträchtigen.

Stark ausgeprägte Angstzustände bedürfen grundsätzlich therapeutischer Hilfe. Sie können jedoch mit der Massage bestimmter Reflexzonen das übermäßig aktive Nervenkostüm beruhigen und so eine spürbare Linderung erzielen.

Die Massage

Führen Sie die folgende Massage der Reflexzonen in akuten Fällen täglich, ansonsten zweimal wöchentlich durch.

→ Adrenalin, jenes Hormon, das uns bei Stress und Angst auf Trab bringt und entsprechend angemessen auf Gefahr reagieren lässt, wird in der Nebennierenrinde gebildet. Aus diesem Grund wird hier auch die Zone der Nebennieren behandelt, und zwar stabilisierend.

→ Da Ängste auf den Magen und auf die Verdauung schlagen, sollten Sie auch die entsprechenden Zonen von Magen, Dünn- und Dickdarm mit einer beruhigenden Massage behandeln – am besten mit dem Sedierungsgriff.

→ Zur Beruhigung der überreizten Nerven und zur allgemeinen Harmonisierung der Emotionen massieren Sie die Zone der Hirnanhangsdrüse an der Großzehenbeere aktivierend und wenden an der Solarplexuszone den auf Seite 127 beschriebenen Spezialgriff an.

→ Zum Abschluss widmen Sie sich den Ohren: Ganz unten, am äußersten Eckchen des Ohrläppchens setzen Sie den Sedierungsgriff ein. Mit diesem Griff behandeln Sie auch ganz oben die höchste Stelle des Ohrmuschelrands.

→ In der Mitte des Ohrläppchens massieren Sie hingegen ausgleichend und stabilisierend, ebenso wie an jener Stelle, an der der Knorpel um die Ohrmuschel sich zum Inneren des Ohrs hinwendet.

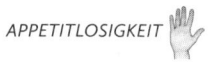

Was Ihnen zusätzlich hilft

→ Erlernen Sie Techniken zur gezielten Entspannung wie beispielsweise Autogenes Training.

→ Bewegen Sie sich regelmäßig an der frischen Luft – das entspannt und stärkt das Nervenkostüm.

→ Versuchen Sie, Stress abzubauen und zu vermeiden, wann immer es möglich ist.

Grenzen der Selbstbehandlung

Angstzustände gehören generell in fachgerechte professionelle Behandlung.

Appetitlosigkeit

Appetitmangel geht in den meisten Fällen auf Ernährungsfehler zurück: unregelmäßige und zu reichhaltige Mahlzeiten, zu viele Süßigkeiten, zu kalte oder zu heiße Speisen. Häufig spielt auch die Psyche eine Rolle, wenn das Essen nicht mehr so recht schmecken will. Stress, übermäßige nervliche Anspannung und eine erdrückende Sorgenlast nehmen den Appetit. Manchmal liegen auch körperliche Ursachen zugrunde, wie beispielsweise fieberhafte Erkrankungen, selten auch eine ungenügende Magensaftproduktion.

Die Behandlung der Reflexzonen hilft sehr gut bei Appetitstörungen, denn sie vermag die körpereigenen Steuerungsmechanismen zu aktivieren.

Die Massage

In akuten Fällen sollten Sie jeweils zwanzig Minuten vor den Mahlzeiten massieren, ansonsten zwei- bis dreimal wöchentlich.

→ Bei mangelndem Appetit muss der Magen sowie die Produktion der Verdauungssäfte angeregt werden. Dies erreichen Sie über eine aktivierende Massage der Magen- sowie
der Bauchspeicheldrüsenzone.

→ Da bei mangelndem Appetit oft auch die Verdauung nicht
so recht funktionieren will, müssen die Zonen von Dünn-
und Dickdarm mit einer aktivierenden Massage behandelt
werden.

→ Um Seele und Gefühlswelt zu harmonisieren und den gesamten Organismus zu entspannen, wenden Sie an der
Solarplexuszone den auf Seite 127 beschriebenen Spezialgriff an.

→ Die Massage am Ohr darf im Hinblick auf die psychische
Komponente natürlich nicht fehlen: Behandeln Sie die
Innenkante des Ohrläppchens mit dem Sedierungsgriff.
Seitlich oben, an der Stelle, wo der knorpelige Ohrmu-
schelrand eine Kurve macht und sich anschickt, nach
unten zu neigen, massieren Sie hingegen aktivierend.

Was Ihnen zusätzlich hilft

→ Vermeiden Sie Süßigkeiten und zuckerhaltige Getränke.
Besonders bei Kindern sind süße Zwischenmahlzeiten
häufig der Grund, weshalb sie lustlos im Essen herumsto-
chern und schon nach wenigen Bissen nichts mehr zu sich
nehmen wollen.

→ Nehmen Sie keine größeren Zwischenmahlzeiten zu sich.
Gegen einen Apfel oder einen Joghurt zwischendurch ist
nichts einzuwenden, doch recht viel mehr nimmt den
Hunger und vor allem die Lust auf die eigentlichen Mahlzeiten.

→ Achten Sie auf ausreichende Bewegung und einen regelmäßigen Stuhlgang.

Grenzen der Selbstbehandlung

Der Besuch eines Arztes ist unumgänglich, wenn ...

→ man sich zusätzlich zur Appetitlosigkeit schlecht fühlt, ohne unter einer Grippe zu leiden.

→ die Appetitlosigkeit oder auch Abneigung gegen bestimmte Speisen plötzlich einsetzt.

→ mit der Appetitlosigkeit starker Gewichtsverlust einhergeht.

Blasenentzündung

Zunehmender Harndrang bei meist nur spärlicher Urinabgabe unter immer stärkeren Schmerzen ist das erste Anzeichen für eine akute Blasenentzündung. Typisch sind darüber hinaus krampfartige Schmerzen nach dem Wasserlassen, vor allem im fortgeschrittenen Stadium.

Eine Blasenentzündung wird meist durch Bakterien aus dem Darm oder der Scheide verursacht. Da die Harnröhre bei Frauen mit vier Zentimetern vergleichsweise kurz ist, wird die Ausbreitung der Bakterien begünstigt. Deshalb sind sie auch wesentlich häufiger von Blasenentzündungen betroffen.

Hinzu kommt, dass viele Frauen, unter anderem weil sie nur wenig trinken und ungern auf öffentliche Toiletten gehen, ihre Blase zu selten entleeren. Je länger der Urin jedoch in der Blase steht, desto mehr Zeit haben die Bakterien, sich darin zu vermehren.

Vielen Frauen ist eine Blasenentzündung auch als unliebsame Folgeerscheinung von Sex bestens bekannt – die Bakterien steigen aus dem unteren Teil der Harnröhre in die Blase auf.

Die Massage

Bei einer akuten Blasenentzündung sollten Sie die nachfolgend beschriebene Massage einmal täglich durchführen, solange die Krankheit anhält. Zur allgemeinen Stärkung der Blase und des Harnleiters und damit zur Vorbeugung massieren Sie einmal wöchentlich über einen längeren Zeitraum hinweg.

→ Behandeln Sie die Zone von Blase und Blasenschließmuskel mit dem Sedierungsgriff sehr sanft und beruhigend.

→ Auch die Harnleiterzone wird beruhigend massiert.

→ Zur Stärkung der körpereigenen Abwehrkraft massieren Sie alle Zonen des lymphatischen Systems sowie die Zone der Nebenniere jeweils aktivierend.

→ Hinter Blasenentzündungen, zumal wenn sie häufig wiederkehren, verbergen sich häufig psychische Probleme. Massieren Sie darum das Ohr mit den beim Grundprogramm für die Ohrreflexzonen beschriebenen Massagen zur „Stärkung der emotionalen Energie" und zur „Harmonisierung des gesamten Körpers" (S. 148f.).

Was Ihnen zusätzlich hilft

→ Viel trinken – mindestens drei Liter täglich, denn die Bakterien müssen im wahrsten Sinne des Wortes aus Blase und Harnleiter hinausgeschwemmt werden.

→ Essen Sie regelmäßig Joghurt mit lebenden Bakterienkulturen, denn das säuert das Scheidenmilieu an und wirkt damit dem Aufsteigen schädlicher Krankheitserreger entgegen.

→ Gehen Sie rechtzeitig zur Toilette und halten Sie den Harndrang nicht zu lange zurück. Achten Sie darauf, die Blase dabei vollständig zu entleeren.

→ Vermeiden Sie Auskühlung. Die Anspannung, die durch Kälte im Unterleib hervorgerufen wird, stört das Drucksystem im Unterleib und begünstigt die Entzündung der Blase.

→ Frauen, die leicht frieren, sollten draußen mit Decke oder anderen isolierenden Unterlagen sitzen.

→ Wechseln Sie nach dem Schwimmen immer gleich den Badeanzug.

→ Legen Sie keine Slipeinlagen oder gar Toilettenpapier in die Unterhose. Der Zellstoff enthält Zusatzstoffe, die schädlich für die empfindliche Genitalregion sind.

→ Wischen Sie sich nach dem Stuhlgang von vorn nach hinten ab, damit Keime aus dem Darm nicht zur Scheide und Harnröhre gelangen.

→ Gehen Sie nach dem Sex immer auf die Toilette, um Bakterien wieder aus der Scheide zu spülen.

→ Tragen Sie keine zu engen Slips und Hosen.

→ Verwenden Sie keine Vaginal-Sprays. Sie setzen die Abwehrkräfte in der Scheide herab und öffnen Bakterien damit Tür und Tor. Generell sollten Sie die Intimhygiene nicht übertreiben. Verwenden Sie auch Duschgels und Seifen nur sehr sparsam.

→ Stärken Sie Ihre Abwehrkräfte, etwa durch Trockenbürsten, Wechselduschen, Sauna und Massagen.

Grenzen der Selbstbehandlung

Suchen Sie auf jeden Fall einen Arzt auf, wenn ...

→ der Urin trüb ist (in einem Glasgefäß auffangen und checken). Ist der Urin klar, können Sie die Blasenentzündung zunächst selbst behandeln.

→ sich die Beschwerden trotz Behandlung nicht binnen zwei Tagen deutlich gebessert haben.

→ sich Rückenschmerzen und gar Fieber einstellen. Dann können Nieren oder Harnleiter betroffen sein.

→ Blut im Urin ist.

→ häufig eine Blasenentzündung auftritt.

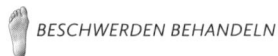

Bluthochdruck

Von Bluthochdruck spricht man, wenn der Wert bei wiederholten Messungen zu verschiedenen Zeiten über 140/95 Millimeter Quecksilber liegt. Bei jedem vierten Erwachsenen werden dauerhaft erhöhte Blutdruckwerte gemessen, das sind bis zu zwanzig Prozent unserer Bevölkerung. Hypertonie kann man deshalb mit Recht als eine Volkskrankheit bezeichnen – deren Gefahren jedoch oftmals unterschätzt werden. Denn die erhöhten Blutdruckwerte verursachen zunächst, abgesehen von zeitweiligen Kopfschmerzen und Schwindelanfällen, so gut wie keine Beschwerden. Erst nach einigen Jahren stellen sich, bedingt durch die permanente Überbeanspruchung der Blutgefäße, die ersten spürbaren Gesundheitsstörungen ein: Veränderungen an Arterien und Venen, infolge derer sich schwere Krankheiten wie beispielsweise Arteriosklerose, Herzinfarkt, Schlaganfall und Nierenversagen entwickeln können.

Bei der Entstehung des Bluthochdrucks spielen verschiedene Risikofaktoren zusammen, unter denen Übergewicht, Rauchen, eine falsche Ernährung sowie chronischer Bewegungsmangel eine vorrangige Rolle spielen.

Begleitend zur Therapie eines Arztes oder Therapeuten kann die Massage der Reflexzonen gute Erfolge bei der Regulierung von Bluthochdruck erzielen.

Die Massage

Führen Sie die nachfolgende Massage zweimal wöchentlich über einen Zeitraum von mindestens sechs Wochen durch.

→ Zur Regulierung des Blutdrucks steht an erster Stelle ein Spezialgriff am Fußrücken: Streifen Sie mit einem sanften Zangengriff – der Zeigefinger liegt dabei auf dem Fuß-

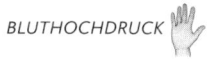

rücken – an den Furchen der Mittelfußknochen entlang vor zu den Zehenzwischenräumen. Führen Sie diese Behandlung an beiden Füßen und mit beiden Händen aus; erst am rechten, dann am linken Fuß.

→ Im Anschluss behandeln Sie die Herzzone mit einer sehr sanften, beruhigenden Massage der Daumenkuppe. Wenden Sie hierzu den Sedierungsgriff an.

→ Da die Nierenfunktion einen direkten Einfluss auf die Regulation des Blutdruckes hat, sollten Sie die Zonen von Nieren und Nebennieren mit einer aktivierenden Massage in die Behandlung mit einbeziehen.

→ Auch bei Bluthochdruck sollte die Behandlung der Ohrreflexzonen nicht fehlen: Massieren Sie in der Mitte des Ohrmuschelrands (etwa auf Höhe der Öffnung des äußeren Gehörganges) mit der Kuppe des Zeigefingers unter kräftigem Druck.

→ In der Mitte des Ohrläppchens massieren Sie hingegen beruhigend, ebenso wie an jener Stelle, an der sich der Ohrmuschelrand zum Inneren des Ohrs hinwendet. In beiden Fällen empfiehlt sich der Sedierungsgriff.

→ Abschließend massieren Sie die Hirnanhangsdrüsenzone stabilisierend und wenden an der Solarplexuszone den auf Seite 127 beschriebenen Spezialgriff an. Denn er wirkt allgemein entspannend auf den gesamten Organismus.

Was Ihnen zusätzlich hilft

→ Vermeiden Sie die erwähnten Risikofaktoren.

→ Stellen Sie Ihre Ernährung auf Vollwertkost um. Nehmen Sie ausreichend Ballaststoffe, Vitamine und Mineralstoffe zu sich.

→ Essen Sie regelmäßig Knoblauch.

→ Verwenden Sie regelmäßig Olivenöl bester Qualität.

→ Zwei- bis dreimal pro Woche sollte fettreicher Fisch wie Lachs, Makrele, Sardinen oder Thunfisch auf Ihrem Speisezettel stehen.

→ Bevorzugen Sie Lebensmittel, die reich an Kalzium und Kalium sowie an Vitamin C sind.

→ Führen Sie regelmäßig Trinkkuren mit Molke durch. Denn das Milchserum trägt dazu bei, den Blutdruck sowie auch erhöhte Blutfett- und Cholesterinwerte zu senken.

→ Bewegen Sie sich regelmäßig und ausgiebig an der frischen Luft.

Grenzen der Selbstbehandlung

Ein zu hoher Blutdruck gehört ausnahmslos in ärztliche Behandlung.

Bronchitis

Eine akute Bronchitis tritt in der Regel im Zusammenhang mit einer Erkältung auf und wird durch Bakterien oder Viren verursacht. Am Beginn steht meist ein trockener, oft schmerzhafter Reizhusten, der einige Tage nach den ersten Erkältungssymptomen (Schnupfen, Halsschmerzen) auftritt. Dazu kommen Brennen und Schmerzen in der Brust, Kitzeln im Kehlkopf und ein allgemeines Schwächegefühl. Nach zwei bis drei Tagen bildet die Bronchialschleimhaut vermehrt Sekret, und der Husten wird „produktiv". Jetzt kann der festsitzende Schleim abgehustet werden.

Eine chronische Bronchitis ist die Folge einer anhaltend gereizten Bronchialschleimhaut, etwa durch Rauchen. Die Reizstoffe schädigen die Flimmerhärchen in den Bronchien. Diese können eingedrungene Fremdkörper nicht mehr nach oben zum Rachen hin befördern, was das Abhusten erschwert und anhaltenden Hustenreiz bewirkt.

Auch wenn die Massage der Reflexzonen eine Bronchitis nicht heilen kann, bringt sie als Zusatzmaßnahme zur ärztlichen Therapie eine Erleichterung, indem sie die Lunge und die Atemwege entspannt und deren Selbstreinigung anregt.

Die Massage

Den Zangengriff an den Luftröhrenzonen wenden Sie jeweils im akuten Fall und bei Bedarf an, ansonsten massieren Sie ein- bis zweimal die Woche.

→ Pressen Sie an beiden Füßen gleichzeitig Daumen und Zeigefinger im Zangengriff in die Zonen der Luftröhre.

→ Im Anschluss daran behandeln Sie die Zonen der Lunge mit einer stabilisierenden Massage.

→ Die Bronchienzonen massieren Sie beruhigend – am besten mit dem Sedierungsgriff.

→ Zur allgemeinen Stärkung des Immunsystems behandeln Sie die Nebennierenzonen aktivierend.

Was Ihnen zusätzlich hilft

→ Um das Abhusten zu erleichtern, trinken Sie viel – am besten heiße Getränke.

→ Mehrmals täglich inhalieren: Das hilft, den Schleim zu verflüssigen, und befeuchtet die Atemwege.

→ Stärken Sie Ihr Immunsystem durch vitaminreiche Ernährung, regelmäßige sportliche Betätigung und ausreichenden Schlaf.

→ Machen Sie eine Klimakur, denn eine Luftveränderung wirkt sich sehr positiv aus. Der richtige Ort für eine solche Klimakur sind die höheren Berglagen sowie die Nordsee- und Atlantikküste.

→ Ausgiebige Spaziergänge in flottem Tempo und warm ein-
gepackt fördern die Schweißproduktion und damit die
Ausscheidung der Giftstoffe über die Haut. Das ist bei jeder
Witterung möglich und auch dem allgemeinen Wohlbefinden zuträglich.

→ Verzichten Sie nach Möglichkeit auf das Rauchen und halten Sie sich nicht in verrauchten Räumen auf.

→ Bei infektiösen Prozessen mit Fieber ist Bettruhe ange-
sagt.

→ Sorgen Sie für eine nicht zu trockene Raumluft: Stellen Sie
eine Schüssel mit Wasser auf die Heizungen oder legen Sie
feuchte Tücher über die Heizkörper.

→ Ihre Räume sollten nicht überheizt sein und mehrmals täglich durchgelüftet werden.

Grenzen der Selbstbehandlung

Lassen Sie sich auf jeden Fall von einem Arzt untersuchen,
wenn ...

→ sich Schmerzen im Brustkorb und/oder Kurzatmigkeit einstellen.

→ der ausgehustete Schleim gelblich-grünlich gefärbt ist oder
Blut enthält.

→ das Fieber stetig steigt und sich zunehmende Atem-
beschwerden einstellen. Dies können Anzeichen einer
beginnenden Lungenentzündung sein.

→ die gewohnte Leistungsfähigkeit stark nachlässt und all-
tägliche körperliche Belastungen zu anstrengend werden.
Dann sofort einen Arzt aufsuchen.

Depressive Verstimmungen

Phasen, in denen man mutlos, niedergeschlagen und schlechter Stimmung ist, kennt jeder. Sie sind meist vorübergehender Natur. Davon abzugrenzen sind depressive Verstimmungen. Dabei handelt es sich um Stoffwechselstörungen im Gehirn, bei denen das Gleichgewicht der Neurotransmitter beeinträchtigt ist: Wichtige Nervenbotenstoffe wie vor allem Serotonin sind in zu niedrigen Konzentrationen vorhanden und schicken die Seele auf Talfahrt.

Soweit zu den Erkenntnissen darüber, was die Seele so vieler Menschen verdunkelt. So manche Fragen sind noch offen, doch eines ist bereits jetzt zweifelsfrei erwiesen: Depressive Verstimmungen sind ernst zu nehmende Krankheiten, mit

Häufige psychische Symptome einer depressiven Verstimmung

→ Selbstwertzweifel und Minderwertigkeitsgefühle
→ Versagens- und Zukunftsängste
→ Appetitstörungen
→ Konzentrationsschwierigkeiten

→ Interesse- und Freudlosigkeit
→ Antriebs- und Kontaktarmut
→ Reizbarkeit
→ Suizidgedanken

Häufige körperliche Symptome

→ Schlafstörungen
→ Herzbeschwerden
→ Rücken- und Kopfschmerzen

→ Libidoverlust
→ Verdauungs- und Kreislaufstörungen

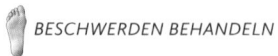

unter Umständen schwerwiegenden körperlichen Symptomen und gehören unbedingt und ausnahmslos in die Behandlung eines Facharztes. Je eher, desto besser.

Die Massage der Reflexzonen ist zur Unterstützung dieser Behandlung eine wirksame Hilfe, denn sie gleicht seelische Disharmonien aus, indem sie beruhigt oder stimuliert. Zugleich löst sie Blockaden und lässt damit die seelischen und geistigen Energien wieder fließen. Eine wichtige Voraussetzung, um aus einem Stimmungstief besser heraus- und wieder zu Ausgeglichenheit und Harmonie zurückzufinden.

Die Massage

Massieren Sie zweimal pro Woche, solange die seelische „Schieflage" besteht. In akuten Fällen können Sie auch täglich behandeln.

→ Wenn es um die psychische Verfassung geht, stehen die Reflexzonen des Ohres natürlich im Vordergrund: An jener Stelle, an der sich der knorpelige Ohrmuschelrand zum Inneren des Ohrs hinwendet, behandeln Sie beruhigend mit dem Sedierungsgriff.

→ Ebenso beruhigend massieren Sie an der höchsten Stelle des Ohrmuschelrands. Am untersten Ende des Ohrläppchens wenden Sie dann noch einmal den Sedierungsgriff an.

→ In der Mitte des Ohrmuschelrands, etwa auf der Höhe der Öffnung des äußeren Gehörganges, massieren Sie hingegen mit der Kuppe des Zeigefingers unter kräftigem Druck, um diese Zone zu aktivieren.

→ Die Behandlung geht weiter mit der aktivierenden Massage der Hirnanhangsdrüsenzonen, die sich an den Großzehenbeeren befinden.

→ Im Anschluss daran wenden Sie den auf Seite 127 beschriebenen Spezialgriff für die Solarplexuszone an.

→ Die Traditionelle Chinesische Medizin ordnet Stimmungs-tiefs den Atmungsorganen zu, allen voran der Lunge. Tatsächlich ist bei vielen Patienten mit depressiven Ver-stimmungen die Atmung flach und verhalten. Aus diesem Grund sollten Sie auch die Zonen der Luftröhre aktivie-rend massieren.

→ Hinter depressiven Stimmungen stehen vielfach auch un-terdrückte Aggressionen und hinuntergeschluckter Ärger; das legt sich wiederum auf Leber und Galle. Behandeln Sie daher die Leber- und die Gallenzone beruhigend, am bes-ten eignet sich hierzu der Sedierungsgriff.

Was Ihnen zusätzlich hilft

→ Behalten Sie Probleme nicht für sich, sondern suchen Sie das Gespräch mit Familie oder Freunden.

→ Ziehen Sie sich nicht zurück, sondern verbringen Sie die Freizeit möglichst häufig mit anderen Menschen.

→ Meiden Sie „Seelentröster" wie Alkohol und Drogen – sie können das Stimmungstief noch verstärken.

→ Treiben Sie Sport: Wie Studien belegen, ist regelmäßiger Sport ein wirksames Antidepressivum.

→ Schlafen Sie ausreichend und bewegen Sie sich regelmäßig, am besten an der frischen Luft.

→ Sonnenlicht trägt wirksam mit zur Stimmungsaufhellung bei.

→ Vermeiden Sie jeden unnötigen Stress und legen Sie re-gelmäßige Ruhepausen ein – mit Genuss und nicht mit schlechtem Gewissen.

Grenzen der Selbstbehandlung

Depressive Verstimmungen und Depressionen gehören stets in fachärztliche Behandlung.

Erkältungskrankheiten

Erkältungskrankheiten – auch grippale Infekte genannt – werden primär durch Viren ausgelöst, meist durch die sogenannten Rhinoviren. Diese sind weit verbreitet und in der Lage, ihre Eigenschaften relativ rasch zu verändern. Deshalb gibt es bisher kein Medikament, welches diese Viren bekämpfen könnte. Eine Behandlung beschränkt sich deshalb darauf, die Beschwerden zu lindern.

Die charakteristischen Symptome einer Erkältung müssen eigentlich nicht mehr genannt werden, denn wer hat sie nicht schon am eigenen Leib erlebt? In den meisten Fällen beginnt die Erkältung mit einem Schnupfen, seltener folgt leichtes Fieber. Später können Halsschmerzen, Husten, Kopf- und Gliederschmerzen dazukommen, aber nicht immer. Weiterhin typisch sind Schluckbeschwerden, Heiserkeit, Schüttelfrost, allgemeines Schwächegefühl, Frösteln sowie Appetitlosigkeit.

Oft spürt man bereits die typischen Symptome einer Erkältung, obwohl sie noch nicht richtig ausgebrochen ist. Auch in einem solchen Fall leistet diese Massage gute Dienste und sollte entsprechend Anwendung finden.

Nicht verwechseln

Von grippalen Infekten grundsätzlich abzugrenzen ist die „echte" Grippe, ebenfalls durch Viren ausgelöst – die Influenza-Viren. Die Symptome sind ähnlich wie bei Erkältungskrankheiten, jedoch sehr viel stärker. Dazu besteht ein erhebliches Krankheitsgefühl, meist auch hohes Fieber.
Eine echte Grippe gehört daher immer in die Hand eines Arztes.

Die Massage

Führen Sie die nachstehende Massage zwei- bis dreimal wöchentlich durch. Auch nach Besserung der Beschwerden sollten Sie einmal pro Woche massieren.

→ Um die Abwehrkräfte zu stärken, bezieht die Behandlung die Massage der Zonen des lymphatischen Systems mit ein: Massieren Sie die Zonen der oberen Lymphwege in den Zehenzwischenräumen mit der auf Seite 123f. beschriebenen speziellen Technik.

→ Danach widmen Sie sich der Behandlung der Milzzone – diese kreisend und aktivierend massieren – und schließlich der Thymusdrüsenzone, die Sie stabilisierend mit der Daumenkuppe bearbeiten.

→ Nun folgt die Behandlung der Stirn- und Nebenhöhlenzonen an den Zehenbeeren sowie der Zonen des Mund- und Rachenraumes. Hier massieren Sie aktivierend, um die Versorgung und Durchblutung der Schleimhäute anzuregen.

→ Die Zone der Hirnanhangsdrüse behandeln Sie stabilisierend.

→ An der Lungen- und der Bronchienzone arbeiten Sie beruhigend mit dem Sedierungsgriff.

→ Um die besonders bei Erkältungen und einer geschwächten Abwehrkraft wichtige Ausscheidung von Gift- und Schlackenstoffen aus dem Körper zu unterstützen, behandeln Sie auch die Zone der Nieren mit einer aktivierenden Massage.

→ Zur allgemeinen Stärkung des Immunsystems massieren Sie die Zonen des lymphatischen Systems sowie der Nebennieren aktivierend.

→ An der Innenkante des Ohrläppchens massieren Sie sanft stabilisierend mit der Kuppe des Zeigefingers.

Was Ihnen zusätzlich hilft

→ Wenn Sie Schüttelfrost und Fieber haben, bleiben Sie für ein bis zwei Tage oder so lange, bis Sie sich wieder besser fühlen, im Bett.

→ Körperliche Anstrengungen durch Sport oder Saunabesuche sollten Sie generell meiden, wenn Sie krank sind. Was einem gesunden Organismus nützt, kann für einen kranken schädlich sein. Zumal dann die Signale der Überforderung oft nicht mehr rechtzeitig wahrgenommen werden. Verzichten Sie auch auf Vollbäder und alles andere, was den Kreislauf belastet.

→ Trinken Sie viel.

→ Warm halten; den Raum, in dem Sie sich aufhalten, aber nicht überheizen.

→ Verzichten Sie für einen oder zwei Tage auf feste Nahrung. Der Körper wird in seinem Heilungsbestreben unterstützt, wenn er nicht unnötig Energie zur Verdauung verbraucht.

→ Schleimhäute in Nase, Mund und Rachenraum befeuchten – das schützt vor dem Austrocknen und vor dem Auftreten bakterieller Zusatzinfektionen.

→ Nehmen Sie täglich 500 bis 1000 mg Vitamin C sowie 20 bis 25 mg Zink ein.

→ Erkältungsviren werden überwiegend durch Hustentröpfchen und über Hände übertragen. Waschen Sie sich daher häufig die Hände, vor allem in der kritischen Erkältungsphase.

→ Häufig Knoblauch essen: Englische Forscher fanden heraus, dass Knoblauchesser während der Wintermonate seltener an Erkältungen leiden als andere Menschen.

→ Auch das Spurenelement Selen hat sich als wirksame Unterstützung des Immunsystems entpuppt.

Grenzen der Selbstbehandlung

Suchen Sie auf jeden Fall einen Arzt auf, wenn ...

→ die Erkrankung mehr als eine Woche andauert.

→ das Fieber über 39 °C steigt.

→ starke Schmerzen auftreten, besonders im Brust-, Augen- oder Stirnbereich und Hals sowie in den Ohren.

→ der Auswurf beim Husten gelblich oder grünlich gefärbt ist oder Blutbeimengungen enthält.

→ Ihnen Atemnot zu schaffen macht.

Gelenkschmerzen

Gelenkschmerzen sind Symptome vieler verschiedener Erkrankungen.

Der häufigste Grund dafür, dass die Gelenke schmerzen, sind chronische Entzündungen. Dazu kommt es im Zuge der sogenannten rheumatoiden Arthritis, auch „entzündliches Rheuma" genannt. Dabei ist die Innenhaut des Gelenks dauerhaft entzündet. Auslöser der Entzündung ist eine Autoimmunerkrankung, die zu einer Fehlsteuerung des Immunsystems führt. Im Zuge dessen werden Stoffe gebildet, die körpereigenes Gewebe angreifen und chronische Entzündungen verursachen. Bei Arthritis bestehen im Anfangsstadium außer der besonders morgens auftretenden Steifheit der Gelenke wenig Beschwerden. Im weiteren Verlauf kommt es dann jedoch zu länger anhaltenden Schwellungen und Entzündungen, die mit Schmerzen bei Bewegung oder Druck sowie Überwärmung einhergehen.

Verschleißerscheinungen sind ebenso eine häufige Ursache für Gelenkschmerzen. Durch ungleichmäßige oder zu starke Belastung kommt es mit der Zeit zu Abnutzungsschäden, der sogenannten Arthrose, auch treffend „degeneratives Rheuma" genannt. Typisch für Arthrose sind Anlaufschmerzen: Dabei setzen die Schmerzen ein, sobald das Gelenk bewegt wird, also gleich zu Beginn. Weiterhin kommt es bei degenerativen Veränderungen von Gelenken häufig zu Belastungsschmerzen. Diese treten auf, wenn das Gelenk beansprucht wird. Sobald das Gelenk dann wieder ruht, schmerzt es nicht mehr. Weitere Gründe für Gelenkschmerzen können unter anderem Fibromyalgie oder Osteoporose sein.

Zur frühzeitigen Erkennung und Behandlung sollten Sie bei allen Arten von Gelenkbeschwerden und insbesondere bei länger anhaltenden Gelenkschmerzen zum Arzt gehen. Die Reflexzonenmassage ist eine wirksame Unterstützung der Therapie und kann die Schmerzen deutlich lindern.

Die Massage

Führen Sie die nachstehend empfohlene Massage der Reflexzonen zweimal wöchentlich durch.

→ Beruhen Ihre Gelenkschmerzen überwiegend auf Abnutzungserscheinungen, führen Sie an den Zonen der betroffenen Gelenke eine beruhigende Massage mit dem Sedierungsgriff durch.

→ Bei entzündlichen Beschwerden an den Gelenken massieren Sie die Zonen der gesamten Wirbelsäule (also Hals-, Brust- und Lendenwirbelsäule) sowie die Nackenzone sedierend.

→ Auch die Zonen von Schulter und Schultergürtel behandeln Sie mit einer beruhigenden Massage; am besten mit dem Sedierungsgriff.

→ An den Ohren massieren Sie stabilisierend in der Mitte des Ohrläppchens sowie an jener Stelle, an der sich der Ohrmuschelrand zum Inneren des Ohrs hinwendet.

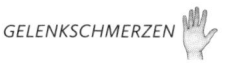

→ In der kleinen Höhlung im Inneren der Ohrmuschel, direkt neben der Öffnung des äußeren Gehörganges, massieren Sie dagegen aktivierend.

Was Ihnen zusätzlich hilft

→ Achten Sie grundsätzlich auf eine gelenkschonende Bewegung. Vor allem, wenn Hüft-, Knie- und Fußgelenke betroffen sind, sollten Sie Joggen, langes Stehen, ausgedehnte Wanderungen und Radtouren sowie schweres Tragen vermeiden. Schwimmen und leichte Gymnastikübungen sind dagegen empfehlenswert.

→ Nehmen Sie verstärkt Kalzium und die Vitamine C, E sowie der B-Gruppe zu sich. Bei Gelenkbeschwerden ist der Tagesbedarf an diesen Stoffen erhöht.

→ Eisbeutel oder -packungen lindern die Beschwerden bei Arthritis. Sie dürfen jedoch nicht direkt auf der Haut liegen – also immer ein Tuch darunterlegen und nicht länger als fünf Minuten wirken lassen.

→ Gut bei Gelenkschmerzen ist zudem ein Quarkumschlag: 100 g Quark mit 2 TL Salz verrühren, auf dem betroffenen Gelenk verteilen, Tuch darüberlegen. Nach 30 bis 40 Minuten den Umschlag wieder abnehmen.

Grenzen der Selbstbehandlung

Konsultieren Sie den Arzt, wenn ...
→ sich die Beschwerden verschlimmern und Fieber auftritt.
→ die Gelenke sichtbar stark anschwellen.
→ die Beschwerden nach einer eitrigen Mandelentzündung auftreten.
→ die Beschwerden länger anhalten als zwei Wochen.

Hautentzündung

Wenn die Haut zu stark austrocknet oder ihr Säureschutzmantel beschädigt wird, kann sich ein entzündlicher Ausschlag entwickeln: Sofern lokal begrenzt, wird er atopisches
Ekzem genannt und ist meist mit starkem Juckreiz verbunden. Tritt der Ausschlag plötzlich am ganzen Körper auf,
spricht man von einem Exanthem.

Durch die Entzündung rötet sich die Haut und schwillt
an, verdickt sich und schuppt. An der Hautoberfläche bilden
sich kleine Bläschen, die schnell aufplatzen und offene, näs-
sende Areale hinterlassen. Ursache der entzündlichen Reaktion können Chemikalien oder allergieauslösende Substanzen
wie Nickel, Kosmetika oder auch Lebensmittel sein. Doch in
vielen Fällen bleiben die eigentlichen Auslöser unerkannt. So
gehen diverse entzündliche Darmerkrankungen ebenso wie
Geschlechtskrankheiten mit ekzemähnlichen Hautverände-
rungen einher.

Bei vielen Hauterkrankungen, auch bei Entzündungen,
spielt unter anderem die Psyche eine gewichtige Rolle. Die
Massage der Reflexzonen wirkt hier über die allgemeine Entspannung und Harmonisierung der emotionalen Verfassung
deutlich lindernd.

Die Massage

Führen Sie die nachstehend empfohlene Massage bei akuten
Hautbeschwerden drei- bis viermal wöchentlich durch. Bei
chronischen Hautproblemen sollten Sie ein- bis zweimal in
der Woche massieren.

→ Hinter vielen Hautbeschwerden verbergen sich chronische Verdauungsstörungen sowie eine mangelhafte Entgiftung des Körpers. Aus diesem Grund sollten die Zonen der

Verdauungsorgane, insbesondere von Dünn- und Dickdarm, mitbehandelt werden: Massieren Sie die zu diesen Organen gehörenden Reflexzonen jeweils länger aktivierend.

→ Um den Abtransport von Schlacken- und Giftstoffen aus den Körpergeweben und aus der Haut anzuregen, behandeln Sie alle Zonen des lymphatischen Systems mit einer aktivierenden Massage.

→ Zur allgemeinen Entspannung wenden Sie an der Solarplexuszone den auf Seite 127 beschriebenen Spezialgriff an.

→ Auch die Hormone sind vielfach an der Entstehung von Hautproblemen beteiligt. Um Störungen im Hormonhaushalt zu begegnen, empfiehlt sich deshalb zusätzlich eine stabilisierende Massage der Hirnanhangsdrüsenzone an der Großzehenbeere.

→ An den Ohren führen Sie die auf Seite 148f. beschriebenen Massagen zur „Harmonisierung des gesamten Körpers" sowie zur „Stärkung der emotionalen Energie" durch.

Was Ihnen zusätzlich hilft

→ Machen Sie einen großen Bogen um synthetische Waschmittel (Syndets) und alkalische, aggressive Seifen wie etwa Kernseife, denn sie entfetten die Haut und setzen die Talgproduktion herab. Verwenden Sie stattdessen pH-neutrale Seifen und Waschlotionen sowie rückfettende Ölbäder.

→ Sie sollten sich täglich, vor allem nach dem Baden oder Duschen, sorgfältig von Kopf bis Fuß eincremen oder einölen. Am besten verwenden Sie dafür natürliche Produkte auf Pflanzenbasis.

→ Machen Sie regelmäßig Trockenbürstenmassagen. Durch den mechanischen Reiz des Bürstens werden die Hautfunktionen aktiviert und abgestorbene Hautschüppchen entfernt.

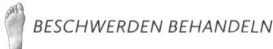

→ Achten Sie auf eine gesunde, ausgewogene Kost mit genügend Vitaminen und Mineralstoffen, denn die Gesundheit der Haut kommt vor allem von innen.

→ Tragen Sie bei Hausarbeiten Gummihandschuhe. Rissige Haut ist extrem empfindlich.

→ Verzichten Sie auf Putz- und Waschmittel mit Duft- und Parfümzusätzen.

→ Geben Sie Badewasser fettende Ölzusätze bei.

→ Verwenden Sie nach dem Baden oder Duschen statt Cremes oder Salben besser Öle: Auf die noch feuchte Haut auftragen, einziehen lassen und dann ankleiden.

Grenzen der Selbstbehandlung

Suchen Sie auf jeden Fall einen Arzt auf, wenn …

→ der Ausschlag zum ersten Mal auftritt. Lassen Sie abklären, um welche Art von Ekzem es sich handelt.

→ das Ekzem eitert, also zusätzlich von Bakterien besiedelt ist.

→ das Ekzem große Hautflächen umfasst oder im Gesicht liegt.

→ die Beschwerden nicht binnen einer Woche abgeklungen sind. Ein chronisches Ekzem ist wesentlich schwerer zu behandeln.

Ischiassyndrom

Charakteristisch für das Ischiassyndrom sind plötzlich einsetzende Schmerzen, die vom Bereich der Lendenwirbelsäule bis hinunter in das Bein ziehen. Diese Schmerzen können oftmals so stark sein, dass sie Bewegung nahezu unmöglich machen. So bereitet Bücken und Drehen des Oberkörpers immense Probleme. Viele Betroffene stehen dann nicht mehr aufrecht, sondern nehmen eine gekrümmte Schonhaltung ein.

Ein Kaliber von Nerv

Der Ischiasnerv ist der längste und zugleich auch dickste Nerv des menschlichen Körpers. Er nimmt seinen Ursprung im Rückenmark: Seine Wurzeln liegen zwischen dem vierten Lumbalwirbel (Lendenwirbel) und dem zweiten Sakralwirbel (Kreuzbeinwirbel). Von dieser Region aus zieht sich der Ischiasnerv dann über das Gesäß und den Oberschenkel durch das gesamte Bein hindurch bis zum Fuß.

Der Ischiasnerv dient dazu, Reize und andere Informationen wie beispielsweise Temperaturempfindungen aus seinem Verteilungsgebiet an das Rückenmark zu übermitteln. Von dort aus gelangen diese Botschaften an das Gehirn, wo sie verarbeitet und entsprechend beantwortet werden. Ebenso ist es die Aufgabe des Ischiasnervs, Befehle aus dem Gehirn über das Rückenmark weiter an das Bein zu übermitteln.

Nicht selten kommt es in dem schmerzenden Bein zu Lähmungserscheinungen. Diese gehen einher mit einem Taubheitsgefühl und einer gestörten Wahrnehmung von Temperaturreizen. In sehr schweren Fällen macht den Patienten mitunter auch die Entleerung von Blase oder Darm zu schaffen. Ursachen sind meist dauerhafte Überlastungen im Bereich der Lendenwirbel, abnutzungsbedingte Veränderungen der unteren beiden Bandscheiben sowie ein Bandscheibenvorfall. Weitere Ursachen können Verspannungen der Muskeln im Bereich der Lendenwirbelsäule sein, dem Ursprungsgebiet des Ischiasnervs. Auch Blockaden der Wirbelkörper in diesem Bereich können zu Ischiasschmerzen führen. Weiterhin sind kalte Zugluft sowie Osteoporose unter Umständen Auslöser für diese äußerst schmerzhafte Erkrankung.

Die Massage

Führen Sie die Behandlung bei akutem Ischiassyndrom zwei- bis dreimal, bei chronischem Ischias einmal pro Woche durch.

→ Zunächst behandeln Sie die Solarplexuszone mit dem auf Seite 127 empfohlenen Spezialgriff sowie die Hirnanhangs- drüsenzone mit einer stabilisierenden Massage.

→ Anschließend führen Sie eine beruhigende Massage aller Wirbelsäulenzonen durch – am besten eignet sich hierzu der Sedierungsgriff.

→ Abschließend behandeln Sie die Zonen der Beine mit einer aktivierenden Massage, da die Schmerzen meist auch in die Beine ausstrahlen.

Was Ihnen zusätzlich hilft

→ Schonen und warm halten: Neben der Schmerzbehand- lung sollten Sie sich schonen, gegebenenfalls auch Bett- ruhe halten und das vom Ischiassyndrom betroffene Bein hochlagern. Es empfiehlt sich zudem, den Bereich der Len- denwirbel gut warm zu halten. Legen Sie dazu eine Wärm- flasche oder ein Heizkissen auf diese Körperregion auf.

→ Eine gute Hilfe, auch zur Vorbeugung des Ischiassyndroms, sind gezielte krankengymnastische Übungen sowie Massa- gen.

→ Akupunktur: Ebenso wie bei Hexenschuss hat sich diese altbewährte Therapiemethode der Traditionellen Chine- sischen Medizin auch beim Ischiassyndrom als wirksam erwiesen.

Grenzen der Selbstbehandlung

Suchen Sie auf jeden Fall einen Arzt auf, wenn ...

→ Lähmungserscheinungen in dem Bein auftreten, das vom Schmerz betroffen ist.

→ es zu Störungen der Entleerung von Blase oder Darm kommt.

→ die Beschwerden trotz Behandlung bestehen bleiben.

Konzentrationsschwäche

Hauptursachen von Konzentrationsstörungen sind starke geistige Belastung, Nervosität, zu große Erwartungen an sich selbst, Niedergeschlagenheit, Enttäuschung und schließlich auch Aggression. Erst seit Kurzem weiß man, dass hinter der mangelnden Fähigkeit sich zu konzentrieren unter Umständen auch bestimmte Umweltschadstoffe sowie Zusatzstoffe in Nahrungsmitteln stecken können – als besonders verdächtig gelten hier Formaldehyd und Pestizide.

Reflexzonenmassage ist eine ideale Hilfe bei mangelnder Konzentrationsfähigkeit, denn sie gleicht energetische Defizite im mentalen Bereich aus, bringt das Gefühlsleben wieder ins Gleichgewicht und unterstützt die Verarbeitung ungelöster und verdrängter psychischer Belastungen und Konflikte.

Die Massage

Führen Sie die im Folgenden beschriebene Massage mindestens zweimal wöchentlich durch. In besonders schweren Fällen sowie in Zeiten, in denen Sie beruflich oder privat stark gefordert sind, empfiehlt sich die tägliche Anwendung.

→ Zur Entspannung des gesamten Organismus und zur Harmonisierung des vegetativen Nervensystems massieren Sie die Solarplexuszone mit dem auf Seite 127 beschriebenen Spezialgriff.

→ Da Stress und Anspannung in einem ursächlichen Zusammenhang mit mangelnder Konzentration stehen, sollte

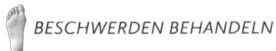

auch die Zone der Nebennieren in die Behandlung mitein-
bezogen werden, denn hier wird Adrenalin, unser „Stresshormon" gebildet. Massieren Sie diese Zone beruhigend
mit dem Sedierungsgriff.

→ Die Zonen von Hirnanhangsdrüse und Hypothalamus
(→ Seite 34) behandeln Sie mit einer aktivierenden Massage.

→ Am Ohr empfiehlt sich eine aktivierende Massage innen in
der Ohrmuschel, in der kleinen Höhlung direkt neben der
Öffnung des äußeren Gehörganges.

→ Darüber hinaus führen Sie das auf Seite 148f. beschriebene
Grundprogramm zur „Stärkung der emotionalen Energie"
durch.

Was Ihnen zusätzlich hilft

→ Versuchen Sie, Stress und Leistungsdruck abzubauen, wo
immer möglich.

→ Gönnen Sie sich regelmäßige Ruhepausen im Tagesablauf –
kein gesunder Mensch kann von morgens bis abends hoch-
konzentriert und leistungsfähig sein. Hirnforscher raten
bereits nach 90 Minuten zu einer Pause.

→ Erlernen Sie Entspannungstechniken wie Autogenes Training, Progressive Muskelentspannung nach Jacobson sowie Yoga. Auch Akupressur bietet eine wirksame Hilfe, um
besser zur Ruhe kommen zu können.

→ Stress und Nervosität lassen sich joggend wunderbar
abbauen. Verfallen Sie aber hier nicht ebenfalls in Leis-
tungsdenken. Traben oder walken Sie entspannt dahin.
Sie wollen keinen Wettkampf gewinnen, sondern Gesundheit.

→ Ausreichender Schlaf – versteht sich im Grunde von selbst.

→ Gehen Sie Aufputschmitteln wie Kaffee, Nikotin und Alkohol aus dem Weg.

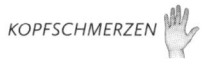

Grenzen der Selbstbehandlung

Konsultieren Sie einen Arzt, wenn ...

→ die Symptome länger als zwei Wochen bestehen bleiben.

→ körperliche Beschwerden wie Kopf- oder Rückenschmerzen oder Funktionsstörungen einzelner Organe wie Verdauungsstörungen auftreten.

Kopfschmerzen

Volkskrankheit Kopfschmerz: Millionen von Bundesbürgern haben regelmäßig darunter zu leiden.

Doch Kopfschmerz ist nicht gleich Kopfschmerz. Die International Headache Society (IHS) unterscheidet inzwischen 180 verschiedene Kopfschmerzformen – dabei zunächst primäre von sekundären. Letztere sind meist Symptome anderer Erkrankungen. So werden beispielsweise Erkältungen oft von Kopfschmerzen begleitet. Zu den sekundären gehören auch Kopfschmerzen, die durch Missbrauch oder Entzug von Drogen, Alkohol und Medikamenten entstehen. Sind Kopfschmerzen jedoch selbst eine Erkrankung und haben keine organische Ursache, nennt der Mediziner sie primäre Kopfschmerzen.

Am häufigsten treten Spannungskopfschmerzen auf: Nahezu jeder hat die dumpfen Schmerzen bereits erlebt, die aus einer Richtung auf den Kopf drücken oder sich wie ein Band um den Kopf legen. Auslöser sind unter anderem Verspannungen der Nackenmuskulatur, Stress, Zugluft, Sauerstoffmangel und Wetterwechsel.

Die Linderung von Kopfschmerzen ist eine Domäne der Reflexzonenmassage. Sie hat sich oft als rasch wirksam gegen die mitunter quälenden Beschwerden erwiesen.

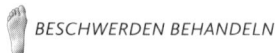

Die Massage

Im akuten Fall massieren Sie zwei- bis dreimal in der Woche. In beschwerdefreien Zeiten sowie zur Vorbeugung genügen ein bis zwei Behandlungen pro Woche, allerdings mindestens zwei Monate lang.

→ Zunächst behandeln Sie die Zonen von Hirnanhangsdrüse und Hypothalamus (→ Seite 34) mit einer aktivierenden Massage, um die bei Kopfschmerzen häufig gestörten vegetativen Funktionen und Hormonverhältnisse zu regulieren.

→ Dann massieren Sie die Zonen von Augen, Zähnen und Ohren mit dem Sedierungsgriff.

→ Daran anschließend massieren Sie die Zonen von Magen, Dünn- und Dickdarm aktivierend, um eventuell bestehende Verdauungsstörungen zu lindern.

→ Da Kopfschmerzen vielfach auf Fehlhaltungen und Verspannungen der Muskulatur im Nacken- und Schulterbereich zurückgehen, behandeln Sie die Zonen der gesamten Wirbelsäule sowie von Schulter, Nacken und Schultergürtel jeweils mit einer beruhigenden Massage – am besten mit dem Sedierungsgriff.

→ Der psychosomatischen Komponente begegnen Sie durch die Massage der Solarplexuszone mit dem Spezialgriff (S. 127).

→ Am Ohr behandeln Sie in dem kleinen Grübchen in der Ohrmuschel – oberhalb der Stelle, an der der knorpelige Ohrmuschelrand in der Ohrmuschel endet – mit einer beruhigenden Massage.

Was Ihnen zusätzlich hilft

→ Probieren Sie es einmal mit dem Auflegen einer kühlen Augenmaske, sie wirkt oft wahre Wunder bei Kopfschmerzen.

→ Lernen Sie Entspannungsmethoden wie Autogenes Training, Yoga und Meditation.

→ Oft hilft es schon, sich einfach mal zu entspannen: in der warmen Badewanne, bei einem Spaziergang an der frischen Luft. Oder Sie legen sich einfach für eine Weile in Ihr Bett. Werden Sie dabei wieder stärker, stehen Sie auf und bewegen sich lieber ein wenig.

→ Hinter Kopfschmerzen kann sich auch eine Sehstörung verbergen. Lassen Sie also einmal beim Augenarzt oder Optiker Ihre Sehfähigkeit testen – vielleicht hilft eine Brille gegen Ihre Beschwerden. Auch schlecht angepasste Brillen und Kontaktlinsen sind nicht selten Ursache hartnäckiger Kopfschmerzen.

→ Versuchen Sie, Stress abzubauen.

→ Sorgen Sie für einen geregelten Tagesablauf mit regelmäßigen Essenszeiten. Gehen Sie möglichst immer zur gleichen Uhrzeit ins Bett und stehen Sie zu einer festen Zeit auf. Das war schon manchem Kopfschmerzpatienten eine wirksame Hilfe.

→ Trinken Sie viel: Flüssigkeitsmangel erhöht die Anfälligkeit für die schmerzlichen Attacken.

→ Gehen Sie viel spazieren und wandern.

→ Achten Sie auf eine ausgewogene, vollwertige Ernährung mit ausreichend Ballaststoffen, Vitaminen und Mineralstoffen.

Grenzen der Selbstbehandlung

Suchen Sie auf jeden Fall einen Arzt auf, wenn …

→ die Kopfschmerzen plötzlich auftreten, ungewöhnlich stark, heftig und stechend sind.

→ die Kopfschmerzen häufig wiederkehren.

→ zusätzlich Symptome wie Übelkeit, Erbrechen, Fieber, Schwindel, Seh- und Bewusstseinsstörungen oder Blutdruckschwankungen auftreten.

→ plötzliche Veränderungen an den Pupillen oder der Augenfarbe auftreten. Dann müssen Sie schnellstmöglich zum Arzt, denn dahinter kann sich ein grüner Star (Glaukom) verbergen.

→ die Schmerzen mit der Zeit immer stärker werden.

→ Gesichtskopfschmerzen bestehen. Dies kann auf Nebenhöhlenentzündungen oder auf Trigeminusneuralgien hinweisen.

Magenbeschwerden

Unser Magen ist nicht nur erster „Anlaufpunkt" der zugeführten Speisen und damit auch zahlloser schädlicher Reizstoffe, sondern auch häufiger Spielball psychosomatischer Störungen. Deshalb gibt er häufig Anlass zu Kummer und ist in unterschiedlichster Weise in seiner Funktion beeinträchtigt. An erster Stelle sei hier die Magenschleimhautentzündung (Gastritis) genannt, mit der nahezu jeder Zweite schon seine Erfahrungen gesammelt hat. Charakteristische Anzeichen von Gastritis sind Völlegefühl, Sodbrennen, Aufstoßen und Schmerzen im Oberbauch. Oft gesellen sich Magenkrämpfe, Durchfall, Blähungen oder Verstopfung dazu. Die Ursachen einer Gastritis, wie auch von nahezu allen anderen leichteren Magenbeschwerden, sind vor allem in ungesunden Ernährungsgewohnheiten zu suchen: zu hastiges Essen zwischendurch, schlechtes Kauen, zu heiße und zu fetthaltige Speisen. Dies sind nur einige der Sünden beim Essen, die auf lange Sicht „auf den Magen schlagen" können. Zudem spielt natürlich der Genuss von zu viel Kaffee, Alkohol und Zigaretten eine wichtige Rolle bei der Entstehung von Magenbeschwerden, allen voran bei der Gastritis. Daneben kommen

aber auch vielfach emotionale Ursachen in Betracht: Jahre-
lang aufgestauter Ärger, ungelöste Konflikte und dauerhafter
Stress enden häufig in Magenbeschwerden.

Die Massage der Reflexzonen reguliert die beeinträchtig-
ten Magenfunktionen, fördert die Regeneration der Magenschleimhaut sowie die Entspannung des gesamten Organismus. Dieser letzte Punkt, die allgemeine Entspannung, spielt
hier eine besonders wichtige Rolle. Entsprechend stellt die
Reflexzonenmassage eine ideale Ergänzung zu der bei Magenbeschwerden meist erforderlichen ärztlichen Therapie dar.

Die Massage

Führen Sie die Massage in akuten Fällen zweimal wöchentlich
durch. Bei chronischen Beschwerden massieren Sie mindestens zwei Monate lang einmal pro Woche.

→ Neben einer Änderung der Ess- und Ernährungsgewohnheiten steht bei Magenbeschwerden der Abbau von Stress an
allererster Stelle. Auf die Reflexzonenmassage übertragen,
heißt das: Massage der Solarplexuszone mit dem auf Seite
127 beschriebenen Spezialgriff sowie eine beruhigende Massage der Hirnanhangsdrüsen- und Hypothalamuszonen.

→ Die Magenzone sowie die Zonen von Dünn- und Dickdarm
werden beruhigend mit dem Sedierungsgriff massiert.

→ Da häufig auch andere Verdauungsorgane wie die Leber
und die Galle sowie die Bauchspeicheldrüse in Mitleiden-
schaft gezogen sind, sollten Sie die entsprechenden Reflexzonen mit einer sanften und beruhigenden Massage
behandeln.

→ Am Ohr massieren Sie in der Mitte des Ohrläppchens stabilisierend und an der Stelle, an der sich der Ohrmuschelrand zum Inneren des Ohrs neigt, wenden Sie den Sedierungsgriff zur Beruhigung an.

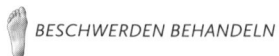

Was Ihnen zusätzlich hilft

→ Nehmen Sie sich genug Zeit für Ihre Mahlzeiten und essen Sie langsam und mit Genuss.

→ Kauen Sie das Essen, das nicht zu heiß, aber auch nicht zu kalt sein sollte, immer gründlich.

→ Alkohol, vor allem hochprozentiger, und Kaffee regen die Säureproduktion an. Deshalb beides meiden – zumindest solange die Beschwerden bestehen.

→ Probieren Sie mal eine andere Kaffeesorte. Manche erhöhen die Produktion von Magensäure, andere hingegen werden besser vertragen. Espresso beispielsweise ist allgemein bekömmlicher als Filterkaffee.

→ Bei einem empfindlichen Magen sollten Sie auf das Rauchen verzichten.

→ Der Magen ist ein Gewohnheitstier – ein geregelter Tagesablauf und regelmäßige Essenszeiten tun ihm sehr gut.

→ Versuchen Sie, ungesunden Stress zu vermeiden und Konflikte, Emotionen und Ärger nicht in sich hineinzufressen, sondern zu äußern und zu lösen.

→ Sorgen Sie für ausreichend Bewegung.

→ Entspannungstechniken sind ebenfalls hilfreich, besonders wenn den Magenbeschwerden eine hektische Lebensweise und Stress zugrunde liegen.

Grenzen der Selbstbehandlung

Suchen Sie auf jeden Fall einen Arzt auf, wenn …

→ die Beschwerden sehr stark sind und/oder länger als eine Woche anhalten.

→ die Beschwerden sich zusehends verschlimmern.

→ Fieber, Schüttelfrost, Erbrechen, starke Blähungen und rasender Puls auftreten: Sofort Notarzt rufen, da es sich um einen lebensbedrohlichen „akuten Bauch" handeln kann.

Menstruationsbeschwerden

Schmerzhaft spannende Brüste, Bauchkrämpfe, Ziehen und Stechen im Unterleib sowie im Rücken, aufgeschwollener Unterbauch, Heißhungerattacken und Verdauungsprobleme: von seelischen Unpässlichkeiten wie Reizbarkeit, Unausgeglichenheit und Weltschmerzstimmung einmal abgesehen, können die Tage vor und während der Regel ziemlich unangenehm sein. Oft lässt auch die Periode lange auf sich warten, ist sehr stark oder so schwach, dass man sie kaum mehr als solche bezeichnen kann.

Die Ursachen dafür liegen, sofern organische Störungen wie etwa Gebärmutterveränderungen, Zysten oder Hormonstörungen ausgeschlossen sind, vor allem in Anspannung, Stress und übermäßiger körperlicher wie geistiger Belastung. Auch die Ernährung spielt eine Rolle bei Menstruationsbeschwerden. Deshalb empfehlen heute immer mehr Frauenärzte, sich vor Beginn und während der Periode besonders vitaminhaltig und kalium- sowie magnesiumreich zu ernähren.

Die Massage der Reflexzonen ist eine ideale Therapie bei Problemen rund um die Periode, denn sie harmonisiert den Energiefluss im Körper, hilft emotionale „Schieflagen" auszugleichen, reguliert eventuelle hormonelle Störungen und wirkt schon nach den ersten Anwendungen schmerzlindernd und entkrampfend.

Die Massage

Wenden Sie die Behandlung ab drei Tagen vor erwartetem Beginn Ihrer Menstruation einmal täglich an und setzen Sie sie während der gesamten Dauer der Periode fort.

→ Behandeln Sie zunächst die Zonen der endokrinen Drüsen mit einer aktivierenden Massage.

→ Bei schmerzhaften Menstruationsblutungen, die zudem mit Krämpfen einhergehen, ist das Sedieren der Eileiter-, Eierstock- und Gebärmutterzonen angezeigt.

→ Ist Ihre Periode unregelmäßig oder stets zu spät, sollten Sie die Hirnanhangsdrüsenzone sowie die Zonen der Geschlechtsorgane länger aktivierend massieren.

→ Ganz generell empfiehlt sich die aktivierende Massage der Zonen der endokrinen Drüsen, also von Hirnanhangsdrüse und Zirbeldrüse, sowie von Nebennieren und Schilddrüse.

→ Um krampfartigen Verspannungen und vor der Periode auftretenden Rückenschmerzen zu begegnen, behandeln Sie die Zone der Lendenwirbelsäule mit einer aktivierenden Massage. Führen Sie diese ruhig sehr intensiv und über zwei bis drei Minuten durch. Das verstärkt die Wirkung.

Menstruationsstörungen haben viele Gesichter

→ Ist der Abstand zwischen zwei Blutungen kürzer als 25 Tage, spricht man von Polymenorrhoe.

→ Beträgt der Abstand zwischen zwei Blutungen mehr als 35, aber weniger als 45 Tage, liegt eine Oligomenorrhoe vor.

→ Bleiben die Blutungen öfter als dreimal hintereinander aus, ohne dass eine Schwangerschaft vorliegt, handelt es sich um eine Amenorrhoe.

→ Wenn die Blutung länger dauert als sieben Tage, handelt es sich um eine Menorrhagie.

→ Ist sie so stark, dass mehr als fünf Binden oder Tampons am Tag nötig sind, liegt eine Hypermenorrhoe vor.

→ Ziehende Rücken- und Bauchschmerzen, mitunter auch Bauchkrämpfe, treten bei einer Dysmenorrhoe auf.

→ Am Ohr massieren Sie in der Mitte des Ohrläppchens beruhigend mit dem Sedierungsgriff, in der kleinen Höhlung direkt neben der Öffnung des äußeren Gehörganges stabilisierend.

Was Ihnen zusätzlich hilft

→ Gönnen Sie sich bei schmerzhaften und starken Blutungen Ruhe, und legen Sie sich mit einer Wärmflasche oder einem Heizkissen auf dem Bauch aufs Sofa.

→ Legen Sie einen Tag vor der Periode einen Obst- oder Safttag zur Entwässerung ein und verwenden Sie wenig Salz.

→ Nehmen Sie vorbeugend einige Tage vor Beginn Ihrer Periode Vitamin-B6-Präparate ein.

→ Meiden Sie – besonders vor und während der Periode – möglichst alles, was bei Ihnen Stress verursacht.

→ Entspannungsmethoden wie Autogenes Training, Yoga, Muskelrelaxation nach Jacobson wie auch körperliche Bewegung helfen Ihnen, Stresshormone abzubauen.

→ Beckenbodengymnastik hat sich bei vielen Frauen als wirksame Hilfe erwiesen.

→ Schränken Sie den Konsum von Alkohol und Nikotin ein.

Grenzen der Selbstbehandlung

Konsultieren Sie Ihren Frauenarzt, wenn ...

→ die Beschwerden heftig sind, neu und plötzlich auftreten.

→ die Blutungen sehr stark oder so schmerzhaft sind, dass sie das Alltagsleben einschränken.

→ Zwischenblutungen auftreten.

→ sich die Art der Schmerzen verändert hat.

→ sich Stärke und Länge der Blutung verändern.

→ Verdacht auf eine Infektionskrankheit besteht.

→ Blut im Urin zu finden ist.

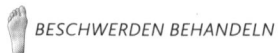

Nasennebenhöhlenentzündung

Zu den Nasennebenhöhlen zählen die Kiefer-, Stirn- und Keilbeinhöhle sowie die Siebbeinzellen. Entzündungen in diesen Bereichen äußern sich zunächst durch starken Schnupfen und Kopfschmerzen in der Region um die betroffene Nebenhöhle sowie durch Ohrenschmerzen und Fieber. Ganz typisch für Nasennebenhöhlenentzündungen ist ein dumpfes Gefühl im Kopf, durch das man die Umwelt wie durch eine Glasglocke erlebt.

Nasennebenhöhlenentzündungen schließen sich oft an einen nicht ausgeheilten Schnupfen oder grippalen Infekt an. Eine sehr wichtige Rolle bei der Entstehung von Nasennebenhöhlenentzündungen spielt auch die Psyche. Belastungen im seelischen Bereich beeinträchtigen, zumal wenn sie zum Dauerzustand geworden sind, unser Immunsystem: Sorgen, Ängste oder nicht ausgelebte Emotionen können sich in Form einer Nasennebenhöhlenentzündung manifestieren. Nicht umsonst sagt man, wenn man sich in einer Situation überfordert fühlt: „Ich hab die Nase gestrichen voll."

Die Reflexzonenbehandlung zeigt bei Entzündungen der Nasennebenhöhlen, vor allem bei denen chronischer Ausprägung, erstaunlich gute Heilerfolge: In den meisten Fällen löst sich schon nach den ersten Anwendungen das hartnäckig festsitzende, verhärtete Sekret und fließt ab. Auf diese Weise kann die Entzündung in einen akuten Zustand überführt und dauerhaft ausgeheilt werden.

Die Massage

Führen Sie die Massage zwei- bis dreimal wöchentlich durch.
→ Die Behandlung beginnt mit der aktivierenden Massage der Nebenhöhlenzonen an den Zehen.

→ Um die Durchblutung und die Versorgung der Schleimhäute zu verbessern, massieren Sie auch die Zonen von Mundhöhle, Nasen- und Rachenraum länger aktivierend.

→ Als Nächstes behandeln Sie die Lungen- und Bronchienzonen sowie die Zonen der lymphatischen Organe aktivierend, um die Abwehrkraft des Körpers zu stimulieren.

→ Um die psychische Komponente bei Nasennebenhöhlenentzündungen abzudecken, behandeln Sie die Solarplexuszone mit dem Spezialgriff (S. 127).

→ An den Ohren führen Sie das auf Seite 148f. beschriebene Grundprogramm zur „Stärkung der emotionalen Energie" durch.

Was Ihnen zusätzlich hilft

→ Halten Sie sich warm und sorgen Sie vor allem für stets warme Hände und Füße.

→ Versuchen Sie, Temperaturschwankungen zu vermeiden, da sie die Beschwerden verstärken können.

→ Nehmen Sie viel Flüssigkeit zu sich, um den Schleim zu verflüssigen und sein Abfließen zu erleichtern.

→ Sorgen Sie für genügend Luftfeuchtigkeit in Ihren Räumen: Feuchte Tücher über die Heizungen hängen und eine Schale mit Wasser auf die Heizung stellen.

→ Regelmäßige Nasenspülungen und Kopfdampfbäder unterstützen die Abwehr.

Grenzen der Selbstbehandlung

Suchen Sie einen Arzt auf, wenn ...

→ die Beschwerden sehr stark sind.

→ Ohrenschmerzen und starkes Fieber hinzukommen.

→ sich die Beschwerden nicht nach zwei Tagen gebessert haben.

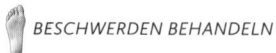

Nervosität

Klassische Anzeichen für ein über die Maßen strapaziertes Nervenkostüm sind eine allgemeine erhöhte Erregbarkeit der psychischen Funktionen, eine höhere Krankheitsanfälligkeit, vorschnelle Erschöpfung, Herzklopfen und -beklemmung, innere Unruhe, Schlaflosigkeit, Schwindelgefühl und Spannungskopfschmerz. Weitere Symptome können zittrige, schweißnasse Hände, Magenbeschwerden und Verdauungsstörungen sowie sexuelle Probleme sein.

Neben Überarbeitung können auch bevorstehende wichtige Termine oder freudige Ereignisse nervös machen. Konkrete Ursachen also, die dazu führen können, dass das vegetative Nervensystem, das unsere unbewussten Körperfunktionen steuert, mit starken Schwankungen reagiert. Bei immer mehr Menschen sind diese Störungen nicht mehr auf konkrete Auslöser zurückzuführen. Sie können ganz allgemein nicht mehr abschalten und zur Ruhe zu kommen. Wer rund um die Uhr „unter Strom" steht, dessen vegetative Funktionen können auch nicht gleichmäßig wie eine Maschine takten.

Aufgrund ihrer stabilisierenden und ausgleichenden Wirkungen sowohl auf den Energiehaushalt wie auf die psychische Verfassung ist die Reflexzonentherapie besonders bei nervlicher Überbelastung und ihren geschilderten Folgen mit die beste Behandlungsmethode. Sie bringt die fehlgeleiteten, überaktiven Energien wieder ins Gleichgewicht, wirkt entspannend auf geistiger wie körperlicher Ebene und emotional ausgleichend.

Die Massage

Massieren Sie wie nachfolgend beschrieben zwei- bis dreimal pro Woche über einen Zeitraum von mehreren Wochen.

→ Zunächst führen Sie an Schulter- und Nackenzone eine längere beruhigende Massage mit dem Sedierungsgriff durch.

→ Anschließend behandeln Sie die Solarplexuszone mit dem auf Seite 127 beschriebenen Spezialgriff. Die Zwerchfellzone massieren Sie aktivierend.

→ Da auch die Zonen der Wirbelsäule in direkter Verbindung zum vegetativen Nervensystem stehen, sollten Sie diese mitbehandeln, und zwar mit einer ausgleichenden, stabilisierenden Massage.

→ Als Nächstes behandeln Sie die Zonen von Hirnanhangsdrüse und Hypothalamus (→ Seite 34) jeweils mit einer stabilisierenden Massage.

→ In den Nebennieren wird Adrenalin gebildet, das „Stresshormon". Deshalb sollten Sie die zugehörigen Zonen durch eine beruhigende Massage mit dem Sedierungsgriff bearbeiten.

→ Am Ohr führen Sie die auf Seite 148f. beschriebene Massage zur „Stärkung der emotionalen Energie" durch.

→ Zudem massieren Sie an der Stelle, an der sich der Ohrmuschelrand zum Inneren des Ohrs hinwendet, stabilisierend, um diese Zone auszugleichen.

Was Ihnen zusätzlich hilft

→ Versuchen Sie, Stress und Leistungsdruck abzubauen.

→ Gönnen Sie sich regelmäßige Ruhepausen im Tagesablauf.

→ Erlernen Sie Entspannungstechniken wie Autogenes Training, Progressive Muskelrelaxation nach Jacobson sowie Yoga. Auch Akupressur hilft, zur Ruhe zu finden.

→ Beim Joggen lässt sich Nervosität wunderbar weglaufen.

→ Achten Sie auf ausreichenden Schlaf.

→ Suchen Sie sich ein Hobby, das Sie entspannt.

Grenzen der Selbstbehandlung

Suchen Sie auf jeden Fall einen Arzt auf, wenn ...

→ körperliche Beschwerden wie Kopf- oder Rückenschmerzen oder Funktionsstörungen wie Verdauungsprobleme auftreten.

Nierenbeschwerden

Die häufigsten Erkrankungen im Bereich der Nieren sind Nieren- und Nierenbeckenentzündungen sowie Steinleiden. Hauptsymptom von Nierensteinen sind Koliken mit unerträglich starken, wellenartigen Schmerzen. Zum Teil strahlen die Schmerzen von der Nierengegend bis in den Rücken aus. Je nach Art des Nierensteins leiden die Betroffenen unter ständigen, ziehenden Rückenschmerzen und häufigem Harndrang. Bei tiefer Lage des Steins strahlen die Kolikschmerzen auch in den Unterbauch und die Genitalien aus. Ursache der Steinbildung sind in vielen Fällen Störungen im Stoffwechselgeschehen durch eine unausgewogene und ballaststoffarme Ernährung mit zu viel Fett und Eiweiß. Auch Stress, Bewegungsmangel und erbliche Veranlagung sowie der übermäßige Genuss von Alkohol und Zigaretten spielen bei der Entstehung von Nierensteinen eine bedeutende Rolle.

Nieren- und Nierenbeckenentzündungen zeigen sich durch Abgeschlagenheit, Rückenschmerzen, oft sehr hohes Fieber, Pulsrasen, Erbrechen und manchmal auch durch Koliken. Ursachen sind fast immer bakterielle Infektionen, bei denen die Krankheitserreger über die Harnröhre in die Nieren aufsteigen, häufig als Folge einer Blasenentzündung. Die Reflexzonentherapie kann und darf zwar die notwendige

Behandlung durch den Arzt nicht ersetzen, doch kann sie die Nierenfunktion gut unterstützen und wieder stabilisieren. Vor allem bei chronischen Nierenbeschwerden zeigt die regelmäßige Anwendung deutliche Erfolge.

Die Massage

In akuten Fällen behandeln Sie täglich. Ansonsten massieren Sie ein- bis zweimal die Woche, mindestens fünf Wochen lang.

→ Im Falle einer Nieren- oder Nierenbeckenentzündung behandeln Sie die Zonen von Nieren und Nebennieren beruhigend mit dem Sedierungsgriff.

→ Zur allgemeinen Stärkung der Nierenfunktionen massieren Sie die Zonen von Nieren und Nebennieren aktivierend.

→ Ist Ihr Nierenproblem chronisch oder kehrt häufig wieder (z. B. Entzündungen), empfiehlt sich die zusätzliche Behandlung der Zonen des lymphatischen Systems mit einer aktivierenden Massage.

→ Bei Nierensteinen und Nierengrieß ist das sanfte Aktivieren der Nierenzonen zur Unterstützung der Ausschwemmung angezeigt.

→ Auch die Zonen der Nachbarorgane, also von Blase und Harnleiter, werden durch eine aktivierende Massage unterstützt.

→ Zur Harmonisierung des vegetativen Nervensystems sowie zur Entspannung des gesamten Organismus wenden Sie an der Solarplexuszone den auf Seite 127 beschriebenen Spezialgriff an.

→ Am Ohr massieren Sie an der Stelle, an der sich der Ohrmuschelrand zum Inneren des Ohrs hinwendet, aktivierend.

Was Ihnen zusätzlich hilft

→ Bei Nierenleiden ist es wichtig, viel zu trinken; vorzugsweise kohlensäurefreies Mineralwasser und Kräutertee.

→ Hat man Ihnen Nierensteine entnommen, lassen Sie vom Arzt abklären, welcher Art diese sind. Stimmen Sie Ihre Ernährungsweise darauf ab.

→ Schränken Sie den Konsum von Genussmitteln generell ein. Vermeiden Sie vor allem Alkohol.

→ Achten Sie auf eine fettarme und nicht zu eiweißreiche Ernährung (Fleisch, Eier etc.) und nehmen Sie vermehrt Gemüsegerichte und Salate in Ihren Speiseplan auf.

Grenzen der Selbstbehandlung

Beschwerden der Nieren gehören ausnahmslos in ärztliche Behandlung.

Schlafstörungen

Probleme mit der Nachtruhe sind vielfältig: Den einen lassen die Ereignisse des Tages trotz großer Müdigkeit nicht zur Ruhe finden, der andere hingegen erwacht nach wenigen Stunden aus seinen Träumen und kann nicht wieder einschlafen. Darüber hinaus gibt es noch das Phänomen des frühzeitigen Erwachens. Der Betroffene fühlt sich dann den ganzen Tag über wie gerädert.

Hinter derartigen Störungen der Nachtruhe stehen häufig Stress, Sorgen und Probleme in Privatleben und Beruf. Viele Menschen können auch einfach nicht abschalten und die Geschehnisse des vergangenen Tages auf sich beruhen und damit hinter sich lassen. Weitere Gründe für Schlafschwierigkeiten sind zu wenig Bewegung an der frischen Luft oder übermäßiger Genuss von Kaffee und Schwarztee. Auch wer spät am Abend noch schwer und eiweißreich gegessen hat, wird nicht gut schlafen, denn spätestens ab 22 Uhr hat der Magen Feierabend.

Ebenso wie sie bei Nervosität und allen nervös bedingten Beschwerden eine wirksame Hilfe ist, bewährt sich die Reflexzonenmassage auch bei Schlafstörungen. Denn sie vermag den gesamten Organismus zu entspannen, die innere Unruhe aufzuheben und aufgewühlte Emotionen zu glätten. Kurz: Sie schafft alle Voraussetzungen für eine ungestörte Nachtruhe.

Die Massage

Wenden Sie die nachfolgend empfohlene Massage bei akuten Schlafproblemen täglich, ansonsten zwei- bis dreimal die Woche an.

→ Die Zonen von Hirnanhangsdrüse und Hypothalamus (→ Seite 34) behandeln Sie mit einer stabilisierenden Massage.

→ An der Zwerchfellzone wenden Sie dagegen eine aktivierende Massage an.

→ Die Zone des Solarplexus behandeln Sie mit dem auf Seite 127 beschriebenen Spezialgriff.

→ An der Zone des Herzes arbeiten Sie sehr sanft und beruhigend. Gut hierzu geeignet ist der Sedierungsgriff, jedoch nur mit stark reduziertem Druck.

→ In den Nebennieren wird das Hormon Adrenalin gebildet, das der Körper in Stresssituationen vermehrt produziert. Darum sollten Sie vor allem bei Schlafstörungen auch die Zone der Nebennieren behandeln – und zwar beruhigend, um die Hormonproduktion ein wenig zu dämpfen.

→ Nun wenden Sie sich dem Ohr zu. Massieren Sie an der Stelle, an der sich der Ohrmuschelrand zum Inneren des Ohrs hinwendet, stabilisierend.

→ An der obersten Stelle des knorpeligen Ohrmuschelrands massieren Sie dagegen beruhigend mit dem Sedierungsgriff, ebenso an der Außenkante des Ohrläppchens.

→ Darüber hinaus sollten Sie die für die Ohrreflexzonen beschriebene Massage zur „Harmonisierung des gesamten Körpers" durchführen (S. 149).

Was Ihnen zusätzlich hilft

→ Verzichten Sie auf ein Nickerchen tagsüber. Wenn Sie mal von der Müdigkeit übermannt werden, dann schlafen Sie nur ein paar Minuten.

→ Halten Sie möglichst regelmäßige Bettgehzeiten ein. Das stellt den Körper auf einen geregelten Schlaf-Wach-Rhythmus ein.

→ Sorgen Sie für frische Luft und ausreichende Abdunkelung im Schlafzimmer. Halten Sie dieses zudem kühl – 14 bis 18°C –, aber vermeiden Sie Zugluft.

→ Für das Abendessen gilt: Nicht zu viel, schwer und eiweißreich. Auch Rohkost sollten Sie meiden, da diese ebenfalls schwer im Magen liegen kann. Gut sind Pasta-Gerichte, Suppen sowie Fisch und Gemüse.

→ Bereiten Sie sich mit entspannenden Tätigkeiten auf die Nacht vor. Ideal ist ein abendlicher Spaziergang.

→ Liegen Sie wach im Bett, sollten Sie sich nicht hin- und herwälzen oder Schafe zählen, sondern lieber aufstehen und Liegengebliebenes erledigen – manch einer bügelt nachts oder macht die Steuer. Oder Sie kochen sich einen schönen Tee, trinken ein Glas Milch. Werden Sie dann müde, starten Sie einen neuen Versuch.

→ Sitzen Sie vor dem Schlafen nicht zu lange vor dem Computer oder Fernseher. Je mehr Medien konsumiert werden, desto schlechter ist der Schlaf, warnen uns Schlafforscher.

→ Sehen Sie nachts nicht auf die Uhr: Der Blick auf den Wecker erhöht nur die Unruhe und hält Sie davon ab, endlich einzuschlafen.

Grenzen der Selbstbehandlung

Suchen Sie auf jeden Fall einen Arzt auf, wenn ...

→ Schlafstörungen länger als zwei Wochen anhalten.

→ die Schlafstörungen auf die Einnahme von Arzneimitteln zurückzuführen sind.

→ die Schlafstörungen mit anderen Beschwerden, etwa am Herzen oder im Verdauungssystem, einhergehen.

Schmerzzustände

Hinter Schmerzzuständen verbergen sich meist schwerwiegende Grunderkrankungen, die ausschließlich von einem Arzt behandelt werden können und sollten.

Der Reflexzonenmassage zugänglich sind leichte bis mittelschwere Schmerzen, die durch eine regelmäßige Behandlung deutlich gelindert und oft auch vollkommen beseitigt werden können. So zeigt die Massage vor allem bei hartnäckigen Kopfschmerzen (allen voran stressbedingte Spannungskopfschmerzen), bei rheumatischen Schmerzen an den Gelenken sowie bei schmerzhaften Periodenblutungen erstaunlich gute Erfolge. Selbstverständlich eignet sich die Reflexzonenbehandlung auch bei Zahnschmerzen. Mit ihrer Hilfe lässt sich die Zeit bis zum Zahnarzttermin überbrücken und erträglicher machen. Dennoch kann und sollte die Massage nicht zur Dauerlösung bei schmerzhaften Reaktionen werden: Sie dient nur der kurzfristigen Linderung. Die Ursachen müssen geklärt und ärztlich behandelt werden.

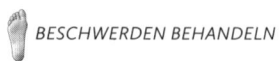

Die Massage

Die folgende Massage dient der Anwendung bei akuten Schmerzzuständen.

→ Als Erstes wenden Sie an der Zone des schmerzenden Organs oder Körperteils den Sedierungsgriff an.

→ Im Anschluss erfolgt eine stabilisierende Massage an den Zonen der Hirnanhangsdrüse, die an beiden Großzehenbeeren liegen.

→ Bei allgemeinen Schmerzen im Bereich der Wirbelsäule empfiehlt sich eine sedierende Massage aller Zonen der Wirbelsäule.

→ Bei Periodenschmerzen und -krämpfen massieren Sie die Eileiter-, Eierstock- und Gebärmutterzonen sedierend. Die Massage sollte jeweils zwei Tage vor dem Eisprung sowie zwei Tage vor Beginn der Menstruation verabreicht werden.

→ An den Ohren massieren Sie beruhigend mit dem Sedierungsgriff folgende Zonen: an der Vorderseite des Ohrläppchen sowie an der Stelle, an sich der Ohrmuschelrand zum Inneren des Ohrs hinwendet.

→ In der Höhlung innen in der Ohrmuschel, direkt neben der Öffnung des äußeren Gehörganges, behandeln Sie dagegen aktivierend.

Grenzen der Selbstbehandlung

Wie erwähnt müssen Schmerzzustände immer ärztlich abgeklärt und behandelt werden.

Verdauungsstörungen

Zu den häufigsten Beschwerden im Bereich von Magen und Darm gehören zweifelsohne Durchfall, Verstopfung und Blähungen. Obwohl auf den ersten Blick sehr gegensätzlich, basieren die genannten Verdauungsstörungen jedoch alle auf Fehlfunktionen des Darms aufgrund einer gestörten Bakterienflora, aufgrund von Ernährungsfehlern und anderen Belastungen.

Abgesehen von infektiösem Durchfall und der „Sommergrippe", die beide durch Krankheitserreger bedingt sind und in der Regel mit Darmkrämpfen, Erbrechen und Fieber einhergehen, ist der Daueraufenthalt auf der Toilette meist auf den Genuss unverträglichen Essens zurückzuführen. Bleibt der Gang zur Toilette hingegen erfolglos, gründet dies überwiegend in falschen Ernährungsgewohnheiten: nährstoffarme Nahrung aus Konserven, Fast Food, zu viel Süßes, zu wenig frisches Obst und Gemüse und damit zu wenig Ballaststoffe. Auch unsere Emotionen haben eine große Bedeutung für die Verdauungsfunktionen, denn seelischer Kummer, Stress und unterdrückte Gefühle belasten nicht nur das Gemüt, sondern auch den Darm.

Mithilfe der Reflexzonenmassage lassen sich die Funktionen der Verdauungsorgane wieder harmonisieren – das gilt für eine zu aktive Darmtätigkeit ebenso wie für eine zu träge. Auch andere Störungen im Bereich des Verdauungstraktes, etwa Blähungen oder Sodbrennen, sprechen gut auf die Massage an.

Die Massage

Da es sich bei Verdauungsstörungen meist um längerfristige Probleme handelt, sollten Sie die nachfolgende Massage über

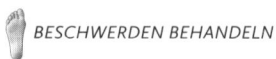

einen Zeitraum von mehreren Wochen ein- bis dreimal die Woche (je nach Schweregrad) durchführen. In akuten Fällen empfiehlt sich die tägliche Anwendung.

→ Bei Durchfall und Verstopfung massieren Sie als Erstes die Zonen von Dünn-, Dick- und Mastdarm jeweils aktivierend, um diese Organe anzuregen und zu stärken.

→ Gründen Ihre Beschwerden in nervösen Reizungen des Darms, führen Sie eine beruhigende Massage der Darmzonen durch. Dies gilt auch für Darmkrämpfe und Spannungsschmerzen im Darmbereich.

→ Um die Produktion der so wichtigen Verdauungssäfte anzuregen, behandeln Sie die Zonen von Bauchspeicheldrüse und Gallenblase jeweils aktivierend.

→ Da Probleme mit der Verdauung vielfach auch psychische Ursachen haben, gehört die Massage der Solarplexuszone unbedingt mit zur Behandlung. Wenden Sie dazu den auf Seite 127 beschriebenen Spezialgriff an.

→ Zusätzlich behandeln Sie die Zonen von Hypothalamus und Hirnanhangsdrüse mit einer aktivierenden Massage.

→ Zum Abschluss massieren Sie in der Mitte sowie an der Innenkante des Ohrläppchens jeweils beruhigend mit dem Sedierungsgriff.

Was Ihnen zusätzlich hilft

→ Trinken Sie mindestens zwei Liter am Tag. Denn ein häufiger Grund für Darmträgheit ist zu wenig Flüssigkeit.

→ Planen Sie genug Zeit für Ihre Mahlzeiten ein und essen Sie langsam und vor allem im Sitzen. Der Snack aus der Hand, im Stehen und zu unregelmäßigen Zeiten kann die Verdauung erheblich aus dem Takt bringen.

→ Kauen Sie gründlich. Viele Menschen schlingen ihr Essen hinunter, ohne es gründlich durchzukauen. Was solcherart unzureichend zerkleinert in Magen und Darm ankommt, ist schwer weiterzuverarbeiten. Fäulnisprozesse im Dickdarm und nachfolgend übelriechende Gase, die den Bauch aufblähen, sind häufige Konsequenzen.

→ Essen Sie häufig Joghurt mit lebenden Bakterienkulturen, denn diese stärken die Bakterienflora im Darm.

→ Erziehen Sie Ihren Darm zur Pünktlichkeit: Gehen Sie möglichst immer zur gleichen Zeit auf die Toilette, auch wenn Sie keinen Stuhldrang verspüren. Nehmen Sie sich dafür genügend Zeit, denn bei Zeitdruck streikt der Darm noch häufiger.

→ Trinken Sie morgens auf nüchternen Magen ein Glas Molke oder ein Glas warmes Wasser, versetzt mit einem Teelöffel Apfelessig und etwas reinem Bienenhonig.

→ Sorgen Sie für genug Bewegung. Bei Stubenhockern und Schreibtischtätern kann der Darm nicht auf Trab kommen.

→ Essen Sie mehrere kleine Mahlzeiten am Tag. Das erleichtert Ihrem Verdauungssystem seine Arbeit.

→ Bestimmte Lebensmittel wie Kohlgemüse, Zwiebeln oder Hülsenfrüchte fördern Blähungen. Wer hier empfindlich ist, sollte diese Nahrungsmittel einschränken oder ganz meiden. Schwerverdauliche Speisen können Sie durch Kümmel um einiges verträglicher machen.

Grenzen der Selbstbehandlung

Gehen Sie auf jeden Fall zum Arzt , wenn ...

→ plötzlich Schmerzen in der Speiseröhre oder im Magenbereich auftreten.

→ Sie Blutspuren im Stuhl entdecken oder der Stuhl schwarz gefärbt ist (Teerstuhl).

→ die Beschwerden sehr stark sind und trotz Selbstbehandlung nach drei Tagen nicht verschwinden.

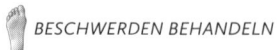

→ die Bauchdecke sehr hart und angespannt ist.
→ Koliken auftreten.
→ der rechte Unterbauch stark druckempfindlich ist.
→ die Verdauungsschwäche trotz allgemeiner Maßnahmen und Medikamente länger als zwei Wochen bestehen bleibt.

Wechseljahresbeschwerden

Zwischen dem 40. und 50. Lebensjahr geht die Produktion der weiblichen Geschlechtshormone Östrogen und Progesteron zurück. In den Eierstöcken reifen keine befruchtungsfähigen Eizellen mehr heran, und die Fähigkeit, schwanger zu werden, geht sukzessive zurück. Auf diese massiven Veränderungen im Hormonhaushalt kann sich der Körper nur langsam einstellen, und so bringen sie einiges durcheinander. Neben den unregelmäßigeren und dann ausbleibenden Monatsblutungen zeigen sich die hormonellen Veränderungen in einer Vielzahl typischer Beschwerden. Sie sind von Frau zu Frau sehr verschieden in Ausprägung und Intensität: Hitzewallungen, Schlafstörungen, Reizbarkeit und Erschöpfung bis hin zu depressiven Verstimmungen treffen nicht alle in gleichem Maße zu.

Eine große Rolle dabei spielt die innere Einstellung: Viele Frauen sehen dem neuen Lebensabschnitt positiv entgegen. Für andere hingegen bedeutet er den „Verlust ihrer Weiblichkeit" und stellt eine entsprechend große seelische Belastung dar.

Die allgemein wohltuenden und harmonisierenden Wirkungen, welche die Massage der Reflexzonen entfaltet, beeinflussen sowohl die seelischen wie auch die körperlichen Beschwerden des Klimateriums sehr positiv.

Die Massage

Massieren Sie wie nachfolgend empfohlen ein- bis zweimal wöchentlich.

→ Zunächst behandeln Sie alle Zonen der endokrinen Drüsen (der „Hormondrüsen") aktivierend, um den Hormonhaushalt auszugleichen und zu regulieren.

→ Die Zonen von Hirnanhangsdrüse und Hypothalamus (→ Seite 34) massieren Sie ebenfalls aktivierend.

→ An der Solarplexuszone wenden Sie den auf Seite 127 beschriebenen Spezialgriff an.

→ An den Ohren führen Sie das auf Seite 149 genannte Grundprogramm zur „Harmonisierung des gesamten Körpers" durch.

Was Ihnen zusätzlich hilft

→ Hitzewallungen und Co. lässt sich gut mit diversen Kneipp'schen Anwendungen begegnen. Bewährt haben sich vor allem Wechselbäder und -duschen, kalte Güsse an Armen und Beinen sowie Wassertreten. Das gleicht das vegetative Nervensystem aus und hält körperlich auf Trab.

→ Gehen Sie generell sehr sparsam mit Salz um, denn das wirkt der Einlagerung von Wasser im Gewebe entgegen.

→ Genießen Sie Kaffee, Alkohol und Nikotin nur in Maßen.

→ Nehmen Sie regelmäßig Lebertran oder Lebertran-Produkte, Knoblauch oder Knoblauchpräparate sowie Kalzium- und Magnesiumpräparate ein, denn sie wirken Osteoporose und Gefäßverkalkung (Arteriosklerose) entgegen und unterstützen das Nervensystem.

→ Achten Sie auf Ihr Gewicht und auf regelmäßige Bewegung. Suchen Sie sich eine Sportart, die Ihnen Freude macht, und die Sie gemeinsam mit anderen Frauen ausführen können.

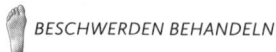

Grenzen der Selbstbehandlung

Konsultieren Sie Ihren Frauenarzt, wenn ...

→ Sie über mehrere Wochen grundlos traurig oder reizbar sind.

→ Ihnen plötzlich mehr Haare ausfallen als gewohnt.

→ Hitzewallungen auftreten.

→ die Konzentrationsfähigkeit stark abnimmt.

→ Sie unter dauerhaften, starken Schlafstörungen leiden.

Massage ganz speziell

Natürlich erzielen Sie die größte Wirkung, wenn Sie den kompletten Massage-Zyklus an allen Fußreflexzonen durchführen. Doch nicht immer bleibt dafür die notwendige Zeit!

Um dennoch nicht auf die wohltuenden und entspannenden Effekte der Reflexzonenmassage verzichten zu müssen, können Sie die im Folgenden beschriebenen Teilmassagen durchführen. Sie sind auf bestimmte Bedürfnisse zugeschnitten, können aber sowohl separat als auch begleitend zur Grundbehandlung aller Reflexzonen (S. 116 ff.) angewendet werden.

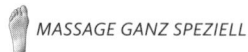

Für mehr Energie zwischendurch

Mit Hilfe der nachfolgenden Teilmassage lassen sich Energien rasch und nachhaltig mobilisieren, sie macht wach, leistungsfähig und stärkt das Konzentrationsvermögen. Deshalb eignet sich dieses Programm hervorragend als „Energiespritze", mit der sich Phasen der Müdigkeit überwinden oder neue Kräfte vor anstrengenden beruflichen wie privaten Situationen gewinnen lassen. Gönnen Sie sich diese Behandlung auch auf Fernreisen! Sie harmonisiert und entspannt auf Langstreckenflügen und lindert den Jetlag.

Die Massage

Führen Sie diese Massage durch, wann immer Sie sich mehr Energie und Kraft wünschen.

→ Massieren Sie alle Zonen der Wirbelsäule, die Zone von Zwerchfell sowie die Zonen der gesamten Beckenorgane jeweils aktivierend.

→ An der Zone des Solarplexus wenden Sie den auf Seite 127 beschriebenen Spezialgriff an.

→ Die Zone der Hypophyse massieren Sie aktivierend.

→ Da in den Nebennieren Adrenalin, unser „Aktivitätshormon" gebildet wird, bezieht die Behandlung auch die aktivierende Massage der zugehörigen Reflexzone mit ein.

→ Am Ohr führen Sie zunächst die auf Seite 149 beschriebene Massage zur „Harmonisierung des gesamten Körpers" durch.

→ Darüber hinaus massieren Sie an der Stelle, an der sich der knorpelige Ohrmuschelrand zur Gehörgangöffnung hinwendet, sowie in der Mitte des Ohrläppchens aktivierend. Ebenfalls anregend behandeln Sie gleich direkt unterhalb der Öffnung des Gehörganges.

→ Abschließend streichen Sie den behandelten Fuß und das Ohr aus und massieren in der gleichen Weise am anderen Fuß beziehungsweise Ohr.

Kick für das Immunsystem

Eine der wichtigsten Voraussetzungen für die Gesundheit ist ein funktionstüchtiges Immunsystem, das erfolgreich gegen Viren, Bakterien und alle übrigen Krankheitserreger vorgeht. Ist unsere körpereigene Abwehr jedoch geschwächt und bietet sie keinen ausreichenden Schutz mehr vor den vielen schädlichen Einflüssen, denen wir tagtäglich ausgesetzt sind, ist höchste Alarmstufe angezeigt. Wenn Sie häufig unter Infektionen leiden, sich abgeschlagen, müde und antriebslos fühlen, ist es dringend notwendig, dem angeschlagenen Abwehrsystem wieder auf die Beine zu helfen. Nehmen Sie mehr vitamin- und mineralstoffreiche Nahrungsmittel zu sich, achten Sie auf Entspannungsphasen im Alltag, verzichten Sie auf Genussmittel und befreien Sie Körper, Geist und Seele von krank machenden Lasten.

Die Massage

Eine zusätzliche, einfache und dabei sehr wirkungsvolle Möglichkeit zur Stärkung des Immunsystems bietet die folgende Massage der Reflexzonen. Zweimal wöchentlich über einen längeren Zeitraum angewendet, harmonisiert sie den Energiefluss im Körper, aktiviert die Selbstheilungskräfte und hebt körperliche wie seelische Ungleichgewichte auf. Sie ist ein Kick für das Immunsystem!

→ Massieren Sie zunächst sämtliche Zonen des lymphatischen Systems aktivierend, um die für das Immunsystem

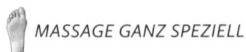

überaus wichtigen Funktionen dieser Organe zu unterstützen. Durch die Stimulation der Lymphdrüsen über die
zugehörigen Reflexzonen wird die Bildung zellulärer und
humoraler Abwehrzellen aktiviert und die Abwehrkraft des
Körpers deutlich gesteigert.

→ Stress, Nervosität sowie übermäßige geistige und körperliche Anspannung können das Immunsystem nachhaltig
schwächen und die körpereigene Abwehr beeinträchtigen. Um dem zu begegnen, bezieht die Behandlung auch
die Massage der Solarplexuszone mit dem auf Seite 127
beschriebenen Spezialgriff mit ein. Damit können Sie Ihr
Nervensystem entlasten und den gesamten Organismus
entspannen.

→ Darüber hinaus behandeln Sie die Zone der Hypophyse
mit einer ausgleichenden, stabilisierenden Massage.

→ Die Zonen von Milz und Bronchien massieren Sie aktivierend; ebenso die Zonen der Nasennebenhöhlen und der
Zähne.

→ Die Ohren behandeln Sie ganz unten an der Spitze des
Ohrläppchens beruhigend mit dem Sedierungsgriff. Diesen
wenden Sie auch am Ohrmuschelrand an. Massieren Sie die
gesamte Außenseite (zum Hinterkopf hin) im Abstand von
jeweils etwa einem Zentimeter mit dem Beruhigungsgriff.

→ Abschließend streichen Sie den behandelten Fuß und das
Ohr aus und massieren in der gleichen Weise am anderen
Fuß und am anderen Ohr.

Darüber hinaus empfehlenswert

Um Ihr Immunsystem nachhaltig zu stärken – auch vorbeugend, wenn Sie sich in einer Phase großer geistiger und
körperlicher Beanspruchung befinden und wenig zur Ruhe
kommen –, sollten Sie Folgendes beherzigen:

→ Achten Sie auf eine vollwertige Ernährung mit naturbelassenen Nahrungsmitteln und ausreichend Vitaminen und Mineralstoffen. Vor allem frisches Obst und Gemüse sollten Sie in „rauen Mengen" essen, denn sie enthalten unter anderem reichlich Beta-Karotin, Glutathion, Vitamin C und andere stark wirksame antivirale und antioxidative Stoffe, die erwiesenermaßen allesamt das Immunsystem stärken.

→ Essen Sie regelmäßig Joghurt mit lebenden Bakterienkulturen, denn das stärkt die Aktivität der körpereigenen „Killerzellen", die Viren und Tumorzellen angreifen (Killerzellen spüren schädliche Substanzen im Körper auf und vernichten diese). Zudem erhöht Joghurt die Menge an abwehrstärkendem Interferon und beschleunigt die Bildung von Antikörpern.

→ Bereiten Sie Ihre Speisen möglichst häufig mit Knoblauch zu und essen Sie die Zehen zwischendurch auch einmal „pur". Die scharfen Knollen erhöhen die „Schlagkraft" des Abwehrsystems und schützen aufgrund ihrer starken antibakteriellen Wirkung vor Infektionen. Wer frischen Knoblauch nicht verträgt oder nicht essen möchte, kann auf Knoblauchpräparate aus der Apotheke oder dem Reformhaus zurückgreifen.

→ Gehen Sie Stress und übermäßigen psychischen Belastungen so weit möglich aus dem Weg und sorgen Sie für regelmäßige Erholungspausen, damit Körper, Geist und Seele wieder „auftanken" können.

→ Entsagen Sie dem Rauchen, und halten Sie sich mit dem Genuss von Alkohol und Kaffee zurück.

→ Führen Sie täglich abwehrstärkende Anwendungen wie beispielsweise Wechselduschen und Trockenbürsten durch. Auch ein Saunabesuch sollte (sofern Ihr Arzt nichts

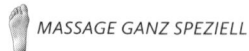

dagegen einzuwenden hat) einmal pro Woche auf Ihrem Programm stehen.

→ Bewegen Sie sich regelmäßig an der frischen Luft. Lassen Sie dabei auch Licht und Sonne an Ihre Haut, denn sie sind von großer Bedeutung für unser Abwehrsystem.

→ Nehmen Sie Sonnenhut-Präparate wie Echinacin (aus Apotheke und Reformhaus), Vitamin C oder Vitamin-C-Präparate (ebenfalls aus Apotheke und Reformhaus) ein.

Damit die Pfunde leichter purzeln

Wenn Sie sich entschlossen haben, überflüssige Pfunde loszuwerden, können Sie die Reflexzonentherapie als sehr wirksamen Helfer zum Einsatz bringen. Bevor Sie Näheres dazu erfahren, finden Sie hier noch einige Informationen über die möglichen Ursachen und Hintergründe der leidigen „Rettungsringe" um den Bauch.

Mit Büchern, Zeitschriften und einzelnen Artikeln über das Thema Übergewicht, Diäten und Fehlernährung könnte man ganze Bibliotheken füllen. Dennoch wissen immer noch recht wenige Menschen, dass unser Essverhalten stets auch ein Spiegel des seelischen Befindens ist. Heißhungeranfälle sind meist Ausdruck von Sehnsucht nach Zärtlichkeit, Geborgenheit und Liebe. Sie sind die Notleiter, die über die Frustrationen des Alltags hinweghelfen soll. Und weil es daran ja meist nicht mangelt, zeigen sich die kleinen Trosthäppchen gnadenlos beim Blick auf die Waage. Genau hier setzt die Massage der Reflexzonen an. Sie hebt emotionale Ungleichgewichte auf, harmonisiert das seelische Befinden und verhilft auf diese Weise zu einer allgemein stabileren Psyche. Kurz: Sie werden ausgeglichener, können bislang unterdrückte und aufgestaute Emotionen verarbeiten und Sie vermögen Ihre Gefühle und Bedürfnisse besser zum Ausdruck zu bringen.

Daneben unterstützt die Reflexzonenmassage Ihre Schlankheitsbestrebungen natürlich auch auf der körperlichen Ebene, indem sie die Entschlackung und Entgiftung des Körpers stark anregt und einen regulierenden Einfluss auf den Appetit ausübt. Da durch die regelmäßige Massage alle Organe in ihren Funktionen angeregt werden, kommt auch der Stoffwechsel besser „auf Touren" – mit dem schönen Ergebnis, dass Sie leichter überflüssige Fettdepots abbauen und dadurch an Gewicht verlieren.

Die Massage

Führen Sie dieses Massageprogramm zweimal wöchentlich zur Unterstützung Ihrer Bestrebungen für eine bessere Figur durch.

→ Die Zonen von Magen, Dünndarm und Bauchspeicheldrüse massieren Sie beruhigend mit dem Sedierungsgriff, um die Verdauungstätigkeiten und den Appetit zu regulieren.

→ Die Zonen von Zwölffingerdarm und Leber hingegen behandeln Sie stabilisierend.

→ Die Nierenzone wird aktivierend massiert, um die Entgiftung und Entschlackung des Körpers zu unterstützen.

→ Die Solarplexuszone massieren Sie mit dem auf S. 127 beschriebenen Spezialgriff.

→ In der Mitte des Ohrläppchens wenden Sie den Sedierungsgriff an, um diese Zone zu beruhigen.

→ An der Stelle, an der die Hautfalte um die Ohrmuschel endet und sich zur Gehörgangsöffnung hinwendet sowie an dem vor beziehungsweise über der Gehörgangsöffnung gelegenen kleinen „Läppchen", dem sogenannten Tragus, massieren Sie hingegen aktivierend.

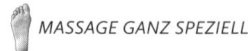

→ Abschließend streichen Sie den behandelten Fuß und das Ohr aus und massieren in der gleichen Weise am anderen Fuß beziehungsweise Ohr.

Darüber hinaus empfehlenswert

Wenn Sie abnehmen und Ihr Gewicht dauerhaft halten möchten, sollten Sie, außer die Kalorienzufuhr zu verringern und für ausreichende Bewegung zu sorgen, auch diese Ratschläge beachten:

→ Verwenden Sie bei der Zubereitung Ihrer Speisen generell wenig Kochsalz und ersetzen Sie es nach und nach durch andere Gewürze und vor allem durch pikante Kräuter.

Stimmt Ihr Gewicht?

Bei mehr als der Hälfte der Bundesbürger jedenfalls tut es das nicht: Jeder Zweite zwischen Garmisch und Flensburg ist übergewichtig, und jeder Fünfte hat Adipositas, zu deutsch Fettsucht. Das zieht sich durch alle Altersklassen: Jeder zweite Schüler hierzulande leidet an Übergewicht oder Adipositas. Die beleibte Nation sieht sich schwerwiegenden Konsequenzen ausgesetzt. Das üppige Leben schadet nicht nur der Optik, sondern vielmehr noch der Gesundheit: Übergewicht gilt heute als eigenständiger Risikofaktor für zahlreiche Erkrankungen. Jedes einzelne Kilo zu viel verbucht der Körper in seiner Bilanz.

Doch nun zu Ihnen: Um die Gretchenfrage, ob das Gewicht stimmt, zu beantworten, ist heute der BMI gefragt – Ideal- und Normalgewicht waren gestern. Dividieren Sie deshalb Ihr Körpergewicht in Kilogramm durch das Quadrat Ihrer Körpergröße in Metern – also kg : m². Was dabei rauskommt,

Auch qualitativ hochwertiger Essig ist hier eine gute Alternative.

→ Greifen Sie öfters zu einem Klecks Senf, um Ihre Speisen zu würzen und zu verfeinern. Senf ist ein idealer Mitstreiter auf dem Weg zur schlanken Linie. Er regt durch seine Säuren und ätherischen Öle Stoffwechsel und Verdauung an und unterstützt die Fettverbrennung im Körper.

→ Nehmen Sie natürliche Säuren wie etwa Zitronen- oder Ascorbinsäure (Vitamin C) zu sich, indem Sie öfters während des Tages und in jedem Fall abends vor dem Schlafengehen den frisch gepressten Saft von zwei ungespritzten Zitronen oder Orangen trinken.

ist Ihr Body Mass Index, kurz BMI und das Kriterium der Weltgesundheitsorganisation (WHO) für die Leibesfülle.

Die Gewichtsklassen im Einzelnen:
unter 18,4 Untergewicht
18,5 – 24,9 Normalgewicht
25,0 – 29,9 leichtes Übergewicht
über 30,0 starkes Übergewicht (Adipositas)

Empfohlener BMI nach Altersgruppen:
Zur Bewertung des BMI wird inzwischen auch das Alter mit einbezogen. Pro 10 Jahre Lebenszeit steigert sich damit der Index um 2 bis 4 Punkte.

19 – 24 Jahre 19 – 24	45 – 54 Jahre 22 – 27
25 – 34 Jahre 20 – 25	55 – 64 Jahre 23 – 28
35 – 44 Jahre 21 – 26	über 64 Jahre 24 – 29

→ Essen Sie öfters Sauermilchprodukte, vor allem Dickmilch und Kefir. Sie regen die Darmtätigkeiten stark an, sodass Nahrungsreste aus dem Darm schneller ausgeschieden und damit zwischendurch auftretende Hungergefühle vermindert werden. Darüber hinaus reduzieren diese Milchprodukte die Fettaufnahme in den Körper. Als schönen „Nebeneffekt" fördern die enthaltenen Milchsäurebakterien die Gesunderhaltung der Darmflora.

Apfel- oder Birnentyp?

Was in die Gesundheitsbilanz eingeht, sind nicht nur überflüssige Pfunde, sondern auch, wo diese verteilt sind. Sitzen die Rettungsringe vor allem in Bauchhöhe, handelt es sich um den klassischen „Apfel-Typus". Er ist hauptsächlich bei Männern zu finden und geht mit einem höheren gesundheitlichen Risiko einher: Bauchbetonte Fettverteilung, so hat die Wissenschaft herausgefunden, bedroht die Gesundheit stärker als eine hüftbetonte. Der überwiegend unter Frauen anzutreffende „Birnen-Typ" befindet sich also im Vorteil. Ein schwacher Trost, aber immerhin.

Was sich – optisch sowieso – gesundheitlich weiterhin gut macht, ist eine schlanke Taille. Aus Untersuchungen über viele Jahre hinweg weiß man heute, dass mit dem Taillenumfang die Gefahr zu erkranken zunimmt. Bei Männern besteht bei einem Bauchmaß über 102 Zentimetern, bei Frauen bereits ab 88 Zentimetern ein erhöhtes Risiko – allen voran für Typ-2-Diabetes.

Und, stimmt alles? Oder haben Sie einigen überflüssigen Ballast loszuwerden? Wie Ihnen das gelingt, darüber ließe sich ein eigenes Buch schreiben – wenn es nicht schon genug

→ Nehmen Sie viel kaliumreiche Lebensmittel zu sich, denn dieser Mineralstoff hilft dem Körper, überflüssiges Wasser auszuschwemmen und damit an Gewicht zu verlieren. In Betracht kommen vor allem Bananen, Kartoffeln, Sellerie, Spargel, Salate, alle grünen Gemüse, vor allem Brokkoli und Avocados, sowie Vollkornprodukte.

→ Trinken Sie viel. Kalte oder eisgekühlte Getränke sind der Gewichtabnahme jedoch eher hinderlich. Das liegt daran,

Bücher, Zeitschriften und Magazine zu diesem Thema gäbe. Wie auch die Zahlen zeigen: Der „Schlankheitsmarkt" liegt in Milliardenhöhe. Rund 90 % aller Frauen wollen abnehmen, 75 % aller Frauen und 50 % aller Jugendlichen unter 18 Jahren haben Erfahrung mit einer Diät. Trotzdem nimmt der Durchschnittsbürger zu und nicht ab. Und wird es wohl auch künftig nicht. Jedenfalls nicht mit der nächsten neuen Diät. Auch nicht mit all den Mitteln, die den Hunger mit Pflanzenfasern und Ähnlichem dämpfen. Zellulose essen und Kalorien zählen ist der falsche Weg zum Schlanksein.

Ins leichte Leben gehen Sie anders – mit einer langfristigen Umstellung Ihrer Ernährung und mehr Aktivität im Alltag: Treppensteigen, eine Haltestelle früher aus dem Bus aussteigen und das letzte Stück zu Fuß gehen oder kurze Strecken mit dem Fahrrad anstatt mit dem Auto fahren.

Wenn Sie diese Tipps umsetzen, verlieren Sie zwar nicht flugs zwei Kilo in einer Woche, sondern Sie werden ganz allmählich schlanker. Dafür aber dauerhaft – ohne „Jojo-Effekt", Verzicht und schlaffe Haut. Mit Genuss, Vitalität und straffen Muskeln.

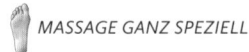

dass sie die Stoffwechselaktivitäten drosseln, denn der Körper muss sie erst einmal erwärmen. Heißes und Warmes hingegen unterstützen die Verdauung und den Stoffwechsel und fördern damit auch den Kalorienverbrauch. Aus diesem Grund empfiehlt der Ayurveda, die traditionelle indische Medizin, täglich mehrere Gläser heißes Wasser zu trinken und so das im Ayurveda treffend genannte „Verdauungsfeuer" anzufachen, anstatt es mit eisgekühlten Getränken zu löschen. Wer abnehmen möchte, sollte diesen Vorsatz mit warmem Wasser, warmen Kräutertees, heißer Zitrone oder vegetarischen Gemüsebrühen unterstützen und Getränke aus dem Kühlschrank meiden.

→ Setzen Sie Ihren Körper öfters Temperaturwechseln aus. Sehr gut eignen sich hierzu Wechselduschen à la Pfarrer Kneipp, bei denen Sie sich zwei bis drei Minuten warm und dann etwa zwanzig Sekunden kalt abbrausen. Das kurbelt den Fettabbau optimal an.

Für schönere Haut

Straffe und reine Haut, ein seidig schimmernder und klarer Teint sind ein untrüglicher Spiegel allgemeinen Wohlbefindens. Entsprechend gehört zu den besten „Schönheitsmitteln" auch Ausgeglichenheit, sowohl emotional wie hormonell, harmonischer Zusammenklang von Körper, Geist und Seele und ein ausgewogenes Verhältnis zwischen Anspannung und Entspannung. Selbstverständlich bedarf es für eine gesunde und damit schöne Haut auch einer gesunden Lebensweise, einer ausgewogenen und nährstoffreichen Ernährung sowie regelmäßiger körperlicher Betätigung und ausreichenden Schlafs.

Die regelmäßige Behandlung mit der Reflexzonenmassage verbessert die Blutzirkulation im Körper, fördert den Energiefluss und gleicht körperliche wie seelische Ungleichgewichte aus. Die Stimulation der entsprechenden Reflexzonen regt die Aktivitäten der Hautzellen an, fördert deren Regeneration und unterstützt ihren Stoffwechsel. Der Säureschutzmantel der Haut wird stabilisiert, ihre Abwehrkraft damit gestärkt und der Abtransport von Schlacken- und Giftstoffen aus dem Hautgewebe beschleunigt. Das Resultat ist eine gesunde, straffe und gut durchblutete Haut – und dies bereits nach einigen Anwendungen.

Wenn Ihre Haut sehr stark belastet ist, kann es sein, dass sich Unreinheiten, Rötungen und andere Hautprobleme im Zuge der ersten Behandlungen vorübergehend verstärken. Dies ist jedoch kein Grund zur Sorge, sondern nur ein Anzeichen dafür, dass Ihre Haut auf die Massage anspricht und diese ihre Wirkungen entfaltet.

Die Massage

Der günstigste Zeitpunkt für die Schönheitspflege mit Reflexzonenmassage ist morgens, im Zuge der täglichen Toilette. Versuchen Sie wenn möglich, das folgende Programm in Ihren Tagesplan zu integrieren, denn regelmäßig angewendet zeigt es die beste Wirkung. Sie müssen für einen vollständigen Massagedurchgang etwa zehn Minuten Zeit einplanen. Das ist ohne Frage gerade morgens, wenn die Uhr ohnehin schneller tickt als sonst, nicht wenig. Doch für diesen Aufwand werden Sie sichtbar entlohnt ...

→ Um den Abtransport von Schlacken- und Giftstoffen aus der Haut zu unterstützen, behandeln Sie zunächst alle Zonen des lymphatischen Systems mit einer aktivierenden Massage. Zusätzlich massieren Sie auch die Zone der Nieren.

→ Beziehen Sie auch die Solarplexuszone mit in die Behandlung ein, um eine allgemeine Entspannung zu erreichen und das emotionale Befinden zu stabilisieren. Massieren Sie dazu mit dem auf Seite 127 beschriebenen Spezialgriff.

→ Ebenso der Harmonisierung von Geist und Seele dient die sedierende Massage der Hypophysenzone.

→ Unabdingbar für einen schönen und klaren Teint ist eine gute Durchblutung der Haut. Um diese zu fördern, behandeln Sie die Zonen von Herz und Kreislauf mit einer aktivierenden Massage.

→ Zur Anregung der Verdauungsaktivitäten (hinter Hautproblemen verbergen sich oftmals ein träger Darm und andere Verdauungsstörungen) behandeln Sie die Zonen des Dünn- und Dickdarms mit einer aktivierenden Massage.

→ An den Ohren massieren Sie an der Stelle, an der sich der Ohrmuschelrand zur Gehörgangsöffnung hinwendet, stabilisierend, ebenso wie an jenem Bereich, an dem der Ohrmuschelrand eine Kurve macht und sich anschickt, nach unten zu neigen. Dort, wo der Ohrmuschelrand seinen Anfang nimmt, behandeln Sie ebenfalls wieder mit einer ausgleichenden Massage.

→ Abschließend streichen Sie den behandelten Fuß und das Ohr aus und massieren in der gleichen Weise am anderen Fuß beziehungsweise Ohr.

Darüber hinaus empfehlenswert

→ Meiden Sie synthetische Waschlotionen und alkalische, aggressive Seifen, denn sie entfetten die Haut und setzen die Talgproduktion herab. Verwenden Sie stattdessen pH-neutrale Seifen und Waschlotionen sowie rückfettende Ölbäder.

→ Cremen oder ölen Sie sich täglich nach dem Baden oder Duschen sorgfältig von Kopf bis Fuß ein. Am besten verwenden Sie dafür natürliche Produkte auf Pflanzenbasis.

→ Machen Sie regelmäßig Trockenbürstenmassagen. Durch den mechanischen Reiz des Bürstens werden die Hautfunktionen aktiviert und abgestorbene Hautschuppen entfernt.

→ Achten Sie auf eine gesunde, ausgewogene Kost mit genügend Vitaminen und Mineralstoffen, denn die Gesundheit und Schönheit der Haut kommt vor allem von innen.

Um der Lust auf die Sprünge zu helfen

Probleme im Sexualleben gründen oftmals im seelischen Bereich. Ob Potenzstörungen des Mannes oder mangelnde Libido bei Frauen: Seelisches Ungleichgewicht und Verspannungen, übermäßiger Stress im Berufs- und/oder Privatleben, traumatische Erlebnisse in der Kindheit, intolerante Sexualerziehung oder unangenehme sexuelle Erfahrungen in der Vergangenheit können dahinterstecken. Schwierigkeiten in diesem so sensiblen Bereich der Emotionen und der Leidenschaft stellen selbstverständlich eine unglaubliche Belastung dar. Denn stets schwingt das vermeintliche Gefühl mit, zu versagen und den Ansprüchen des Partners nicht zu genügen. Damit wird der Druck immer größer und der Frust mit der Lust ebenfalls.

Die Massage der Reflexzonen kann emotionale und körperliche Blockaden auflösen, macht allgemein entspannter und hilft, sich den Gefühlen und Bedürfnissen des anderen zu öffnen. Die gegenseitige Berührung und der wechselseitige Austausch von Energie während der Massage tut ein Übriges,

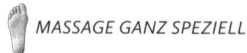

um die sexuellen Kräfte (wieder) zu erwecken und die Begegnung mit dem Partner auf allen Ebenen der Sinne genießen zu können.

Die Massage

Die folgende Behandlung sollte nicht im Alleingang, sondern mit dem Partner durchgeführt werden. Der beste Ort dafür ist, wie könnte es anders sein, das Bett. Dieses sollte jedoch nach Möglichkeit nicht zu weich sein. Der Zeitpunkt, wann Sie die Massage durchführen, hängt ganz von Ihnen ab. Manche Paare schätzen diese überaus angenehme Behandlung als stimulierendes und entspannendes Vorspiel. Probieren Sie einfach gemeinsam aus, wann es Ihnen am besten passt und guttut.

→ Zuerst behandeln Sie die Zonen von Hypophyse und Hypothalamus (→ Seite 34) mit einer ausgleichenden Massage.

→ Danach massieren Sie die Solarplexuszone mit dem auf Seite 127 beschriebenen Spezialgriff.

→ Die Zonen der Beckenorgane, also der weiblichen wie männlichen Geschlechtsorgane, behandeln Sie mit einer aktivierenden Massage.

→ Nun massieren Sie zwei Zonen, die Sie bislang noch nicht kennengelernt haben: die Zonen der äußeren Genitalien, der Scheide beziehungsweise des Penis. Sie befinden sich an der Fußsohle, und zwar im untersten Drittel der Fersenauftrittsfläche. Hier behandeln Sie, wie könnte es anders sein, mit einer aktivierenden Massage.

→ An den Ohren behandeln Sie die Stelle, an der sich der Ohrmuschelrand zur Gehörgangsöffnung hinwendet, sowie direkt oberhalb der Öffnung des Gehörganges aktivierend.

→ Auch in der kleinen Höhlung im Inneren der Ohrmuschel, direkt neben der Öffnung des äußeren Gehörganges, massieren Sie aktivierend. Das Gleiche gilt für die Außenkante des Ohrläppchens.

→ Abschließend streichen Sie den behandelten Fuß und das Ohr aus und massieren in der gleichen Weise am anderen Fuß beziehungsweise Ohr.

Darüber hinaus empfehlenswert

Mit der wichtigste Schritt aus diesem sich wechselseitig aufschaukelnden Dilemma heraus ist es, den Leidensdruck insofern zu verringern, indem man am besten gemeinsam mit dem Partner versucht, die Ursachen zu ergründen. Bei genauerer Betrachtung dreht es sich oftmals nicht mehr um die sexuelle Begegnung an sich, sondern um tiefer liegende, emotionale Schwierigkeiten, vielleicht um gegenseitig zugefügte seelische Verletzungen, nicht bewusst gemachte und nicht erfüllte Bedürfnisse oder nicht ausgesprochene Konflikte, die sich schließlich „dämpfend" auf das Intimleben auswirken. Um die Gründe herauszufinden, bedarf es gegenseitiger Offenheit und Vertrauens, was mitunter, vor allem wenn die Beziehung bereits durch sexuelle Missstimmungen belastet ist, nicht gerade einfach ist. Doch Sie sollten diese Spurensuche unbedingt wagen. Vielfach bringt das nicht nur die Leidenschaft wieder zum Glühen, sondern verbessert das partnerschaftliche Miteinander auch in anderen Bereichen nachhaltig.

Ebenso wichtig bei der Bewältigung sexueller Schwierigkeiten ist es auch, sich von jenem verzerrten Bild der Sexualität zu befreien, das in den Medien vorgeführt wird. Denn beim Intimsten, was zwei Menschen verbinden kann, geht es nicht um Leistung und Quoten, um schneller, besser und höher, sondern um eine Begegnung auf allen Ebenen, um einen gegenseitigen Austausch von Energie – frei von Erwartungshaltungen und Forderungen und, vor allem, mit sehr viel Spaß.

Reflexzonen im Gesicht und auf der Zunge

Relativ bekannt dürfte sein, dass es Reflexzonen an den Füßen, an den Händen und an den Ohren gibt. Doch das ist längst nicht alles. Vielmehr finden sich diese gesundheitlich so bedeutsamen Bereiche noch an vielen weiteren Regionen unseres Körpers. Auch sie können massiert werden. Die Gesichts- und Zungenzonen sind darunter die am häufigsten behandelten.

Spektrum von Kopf bis Fuß

Mehr als dreißig sogenannter Systeme von Reflexzonen existieren auf unserer Haut. Sie alle sind von Bedeutung für die Diagnose von Störungen des Befindens sowie zur Erhaltung und Wiederherstellung unserer Gesundheit.

Viele Reflexzonen genießen bereits seit Jahrhunderten eine große Wertschätzung in der Heilkunde – allen voran in der Traditionellen Chinesischen Medizin und im Ayurveda, der indischen Volksmedizin. Das gilt beispielsweise für die Reflexzonen im Gesicht, in den Augen – der Iris – und jene auf der Zunge. Die Antlitz- und Zungendiagnostik spielt seit langer Zeit eine herausragende Rolle in diesen Medizintraditionen, aber auch in jenen anderer Kulturkreise.

Der wissenschaftliche Nachweis ihrer Existenz und ihrer Wirksamkeit fehlt für nahezu alle Reflexzonen außerhalb der Füße. Dieser Umstand ist jedoch vor allem der Tatsache geschuldet, dass die moderne Wissenschaft die Reflexzonen unseres Körpers recht stiefmütterlich behandelt hat. Ungeachtet der mangelnden „Beweise" seitens der Forschung haben praktische Erfahrungen über viele Generationen hinweg jedoch belegt, wie effektiv und erfolgreich die gezielte Behandlung unserer Reflexzonen tatsächlich ist.

Nachfolgend finden Sie Wissenswertes zu den Reflexzonen im Gesicht und auf der Zunge. Über die Reflexzonen an den Händen und an den Ohren lesen Sie ab Seite 135. Ihnen ist ein eigener Abschnitt gewidmet, da sie neben den Reflexzonen am Fuß bisher noch die größte Bedeutung für Diagnose und Behandlung innehaben.

Ungeachtet dessen sollen Sie die Zonen im Gesicht und an der Zunge natürlich auch kennenlernen, da sie wie erwähnt in einigen Medizintraditionen eine wichtige Bedeutung besitzen.

Die Reflexzonen im Gesicht

Der Ausdruck und die äußere Erscheinung des Gesichts ermöglichen einen ziemlich guten Einblick in die Persönlichkeit eines Menschen. Ebenso sind seine gegenwärtige Stimmung und der Gemütszustand sowie etwaige gesundheitliche Beeinträchtigungen ablesbar. Dies haben die asiatischen Medizintraditionen, allen voran die Traditionelle Chinesische Medizin (TCM), bereits vor Jahrhunderten in ihrer Akupunkturlehre aufgezeigt – sie beschrieben exakte Verbindungen zwischen Emotionen und Organzugehörigkeiten. Doch auch berühmte Gelehrte des Abendlandes wie Sokrates (469–399 v. Chr.), Aristoteles (384–322 v. Chr.) und Hippokrates (5. Jahrhundert

Was das Gesicht verrät

Die Gesichtsdiagnose, auch Antlitzdiagnostik genannt, ist eine altbewährte Diagnosemethode der Naturheilkunde. Die Chinesen haben aus der Kunst des „Gesichtlesens" eine regelrechte Wissenschaft entwickelt.

Diejenigen, die diese Kunst beherrschen, können aus Gesichtsausdruck, Gesichtsform, Stellung der Augen, Form des Mundes und der Nase bereits einiges über die körperliche und psychische Verfassung eines Menschen sagen. Denn im Gesicht spiegeln sich das Leben sowie der Zustand von Gesundheit und Gemüt wider. So lassen sich Rückschlüsse auf die momentane Verfassung und die Stimmung ziehen. Bei der Durchführung der Gesichtsdiagnose wird das Gesicht genau betrachtet, und Farbnuancen, Schwellungen, Rötungen, Flecken, Falten werden detailliert aufgenommen. Daraus ergibt sich dann ein Gesamtbild.

v. Chr.) wussten darum, wie aus Gesichtern zu lesen und dieses zu deuten ist. Epochen später befasste sich der britische Neurologe Dr. Henry Head – dem wir die Head'schen Zonen zu verdanken haben – mit dem Zusammenhang von Hautzonen im Gesicht und den im Körper liegenden Organen sowie Geweben. Bekannt für seine umfassenden Kenntnisse in diesem Bereich ist auch der deutsche Arzt Dr. Wilhelm Heinrich Schüßler, der Begründer der Schüßler-Salz-Therapie. Er empfiehlt die Anwendung der von ihm entwickelten Mineralsalze ganz explizit nach bestimmten Zeichen, Farbveränderungen und Formen des Gesichts.

Klare Bezüge

Was aber haben Erscheinungen wie Hautrötungen und -entzündungen, dunkle Flecken, Unreinheiten, übermäßige Talgabsonderung, Großporigkeit oder tiefe Falten mit Reflexzonen zu tun? Eine ganze Menge. Denn alle diese Dinge signalisieren deutlich: In dem Organ des Körpers, mit dem der betreffende Bereich reflektorisch verbunden ist, stimmt etwas nicht. Denn die Gesichtsreflexzonen offenbaren klar, ob und wo der Energiefluss im Körper gestört ist. Graben sich bestimmte Anzeichen tief ins Antlitz, ist dies auch ein Hinweis auf eine Störung in der dazugehörigen organischen Ebene – ob hier beispielsweise zu wenig oder zu viel Energie strömt.

Wem etwa oftmals „etwas auf den Magen schlägt" oder wer dazu neigt, „alles in sich hineinzufressen", der trägt die entsprechenden Indizien dafür auch im Gesicht. Je länger der eine oder andere negative Zustand bestehen bleibt, desto offensichtlicher wird er. Zwischen den Auffälligkeiten im Gesicht und den Reflexzonen bestehen mithin ganz klare Bezüge.

Einteilung und Lage der Gesichtsreflexzonen

Ebenso wie unsere Füße ist auch unser Gesicht in verschiedene Reflexzonen eingeteilt: Jeder Bereich ist einem bestimmten Organ, Organsystem oder Gewebe zugeordnet. Auch Charaktereigenschaften werden dabei berücksichtigt.

→ Die Augenbrauen befinden sich in der Bezugszone der Hormone. So sprechen zum Beispiel buschige Augenbrauen für einen guten Hormonhaushalt.

→ Unter dem Auge befindet sich die Nierenzone. Schwellungen an dieser Stelle sprechen für eine Nierenbelastung.

→ Die oberen Augenlider zeigen die generelle Nervenbelastung an.

→ Die Nasenwurzel zwischen den Augenbrauen steht mit dem Nervensystem in Verbindung.

→ Die Nasenflügel repräsentieren die Bronchien.

→ Die Nasenspitze wird dem Herzen zugeordnet.

→ Die gesamte Wangenpartie ist ebenfalls die Reflexzone des Herzes, aber auch der Lunge.

Indizien für etwaige Störungen

Mögliche Probleme mit der Gesundheit sind wie erwähnt am Gesicht zu erkennen. Form und Farbe des Gesichts, Tiefe und Lage von Falten, Pigmentflecken, Rötungen und vieles mehr geben Aufschluss über die körperliche und seelische Verfassung.

→ Sind die Falten neben der Nase, die sogenannten Nasolabialfalten, stark ausgeprägt, spricht das für eine Neigung zu Magenproblemen.

→ Eingefallene Wangen können ein Zeichen für Probleme von Magen und Bauchspeicheldrüse sein.

→ Ausgeprägte senkrechte und waagrechte Falten auf der Stirn deuten auf eine geschwächte Leber hin.

→ Tränensäcke oder Augenringe zeigen eine mögliche Störung im Bereich von Nieren und Blase an. Zudem geben sie Hinweise auf eine schlechte Schlafqualität und zu wenig Schlaf.

→ Geschwollene Augenlider weisen auf Probleme mit dem Herz sowie auf eine Neigung zu Ödemen hin.

→ Die Schläfen geben darüber Auskunft, wie belastbar der Betreffende momentan ist: ob er eventuell sehr erschöpft ist oder sich gut erholen kann.

Acht Zonen stehen für Unendlichkeit

Die chinesische Lehre der Gesichtsdiagnose, Siang Mien genannt, teilt das Gesicht in acht Zonen ein. Die Zahl acht gilt als eine Glückszahl und bedeutet Unendlichkeit. Die acht Zonen im Gesicht sind unterteilt in die Lebensregion, die zwischen den Augenbrauen liegt, die Antriebspunkte rechts und links über der Schläfe und die Karriereregion, die sich über der Lebensregion befindet. Die weiteren Zonen sind die Wohlstandsregion genau auf der Nase, die Freundschaftsregion am Haaransatz sowie die Elternregion links und rechts über den Schläfen unter dem Haaransatz. Zone sieben ist die Gesundheits- und Kraftregion in den inneren Augenwinkeln und Zone acht die Liebesregion – die Verbindung rechts und links zwischen Auge und Schläfe.

Zusätzlich werden im Gesicht drei Altersabschnitte unterschieden. Der erste Abschnitt ist die Stirn, welche die Jugend verkörpert. Der zweite Altersabschnitt liegt zwischen Augenbrauen und Nase und stellt die Phase zwischen dem dreißigsten und fünfzigsten Lebensjahr dar. Der dritte Abschnitt befindet sich zwischen Nasenspitze und Kinn und repräsentiert das Alter.

→ Beim Mund wird besonders Farbe und Form der Lippen viel Aufmerksamkeit gewidmet. Deutliche Unterschiede zwischen Unter- und Oberlippe sowie Verfärbungen, beispielsweise in der Farbe gelb, lassen an Leber und Galle denken. Eine geschwollene Unterlippe zeigt die Neigung zu Verdauungsproblemen an.

→ Das Kinn steht für den Willen des Menschen. So wird ein ausgeprägtes Kinn mit einem starken Willen in Verbindung gebracht. Ein kleines, fliehendes Kinn steht dagegen für eine wenig ausgeprägte Willenskraft.

Die Reflexzonen auf der Zunge

Wie bereits angedeutet, weist auch unsere Zunge ein System von Reflexzonen auf. Ganz generell dient die Diagnose der Zunge in vielen Heilsystemen wie unter anderem im Ayurveda als wichtiges ärztliches Instrument. Auch die Traditionelle Chinesische Medizin (TCM) schätzt die Zungendiagnostik als zuverlässige Untersuchungsmethode.

Spiegel der Gesundheit

„Zunge raus" – das bekommt so mancher Patient zu hören. Vollkommen zu Recht, denn kaum ein anderer Bereich des Körpers spiegelt unsere gesundheitliche Verfassung besser wider als die Zunge.

Das hat seinen Grund unter anderem darin, dass die Zunge von vier großen Nervensträngen durchzogen wird. Wie empfindlich sie ist, weiß jeder von uns aus eigener Erfahrung. Die vier Nerven sorgen für die Wahrnehmung der Geschmacksrichtungen, für das Empfinden von Temperatur, Berührung und Schmerz sowie für die Beweglichkeit der Zunge. Letzteres ist eine wichtige Voraussetzung dafür, dass wir sprechen und uns hörbar ausdrücken können. Nun haben diese vier Zungennerven ihren Ursprung direkt im Gehirn – damit gehören sie zu den Hirnnerven mit herausragender Bedeutung. Zugleich versorgen diese wichtigen Nerven auch unsere inneren Organe mit Nervenimpulsen und können Botschaften senden und empfangen. Das bedeutet, dass die Zunge über ihre vier Nerven mit dem Gehirn wie auch mit den inneren Organen unmittelbar verbunden ist. Das Befinden der Organe macht sich deshalb auch direkt auf der Zunge bemerkbar. Das geschieht beispielsweise dadurch, dass die Nerven andere Wachstumsimpulse an das Gewebe der Zunge und an deren Schleimhaut weiterleiten. Dann kann es zu einer verstärkten Durchblutung der Zunge oder zu Verhornungen kommen, die optisch zu erkennen und zu fühlen sind.

Einteilung und Lage der Zungenreflexzonen

An der Zungenspitze liegt die Reflexzone des Herzes. Gleich daran anschließend findet sich die Zone der Lunge. Genau in der Mitte der Zungenoberfläche haben die Reflexzonen von Magen und Milz ihren Sitz. Am – von oben betrachtet –

Auf Körper und Belag kommt es an

Die Zungendiagnostik berücksichtigt zum einen den Körper der Zunge und zum anderen ihren Belag. Der Zungenkörper gibt mit seiner Form, Farbe und Beweglichkeit Hinweise auf die Grundkonstitution eines Menschen. Anhand der Farbe, Dicke und Beschaffenheit des Zungenbelags lassen sich wiederum Rückschlüsse auf etwaige gesundheitliche Störungen ziehen.

rechten seitlichen Rand der Zunge befindet sich die Reflexzone der Leber. Am linken seitlichen Zungenrand ist die Zone der Gallenblase. Im hinteren Bereich der Zunge, am sogenannten Zungengrund, liegt als Erstes die Zone des Darms. Gleich dahinter sind die Zonen von Blase und Nieren platziert.

Zeichen der Zunge deuten

Nachfolgend einige typische Veränderungen der Zunge und deren mögliche Bedeutungen.

→ Eine trockene Zunge kann bei hohem Fieber und Erkrankungen mit starkem Flüssigkeitsverlust (z. B. schwere Durchfälle) auftreten.

→ Pilzartig vergrößerte Zungen-Papillen mit rötlicher Verfärbung, auch Himbeer- oder Erdbeerzunge genannt, können ein Zeichen von Infektionskrankheiten sein.

→ Weißlich-gelbe Beläge auf der Zungenmitte weisen auf chronische Magenprobleme, unter anderem eine Gastritis hin.

→ Eine geschwollene Zunge mit Zahneindrücken an den Rändern und einem dicken grauen Belag tritt oft bei einer Magenentzündung, einer Gastritis, auf.

→ Ein dicker, gelblicher bis bräunlicher Belag zeigt sich häufig bei Störungen von Leber und Gallenblase, mitunter auch bei Fieber und einem Reizmagen.

→ Eine trockene Zunge, die in der Mitte braun und an ihren Rändern feucht und rot ist, kann Anzeichen für Störungen in Dünn- und Dickdarm sein.

→ Ein gleichmäßiger dicker, weißgelber Belag auf der gesamten Zunge entsteht meist durch Pilzinfektionen, schon bevor sich Symptome am Körper bemerkbar machen; dabei kann es sich auch um eine Candida-Infektion handeln.

→ Ein dicker weißer Belag auf der Zungenmitte ist typisch für Erkältungskrankheiten.

→ Ist die Zunge trocken und erscheint der Zungengrund wie mit Lehm belegt, liegen in der Regel Beschwerden im Darmtrakt vor.

→ Eine sehr trockene Zunge und eingerissene Mundwinkel finden sich oftmals bei Patienten mit Diabetes mellitus (Zuckerkrankheit).

→ Mit gelbbraunen Belägen im hinteren Zungenabschnitt macht sich die Leber bemerkbar.

→ Bräunliche Verfärbungen der Zunge deuten in vielen Fällen auf Verdauungsstörungen sowie eine hohe Belastung mit Stoffwechselschlacken hin.

→ Eine rote, glänzende „Lackzunge" ist typisch für chronische Störungen der Leber.

→ Eine Zungenschwellung mit Zahneindrücken an den Seiten kann Anzeichen einer Schilddrüsen-Unterfunktion sein.

→ Ist die Zunge mit braunen Schollen belegt und auch geschwollen, kann eine Nierenschwäche vorliegen.

→ Zu einer glatten, bleigrauen Zunge kann es durch Eisenmangel, Nahrungsmittelunverträglichkeiten sowie zu wenig Magensaft kommen.

→ Eine ganz durchgezogene vertiefte Rinne auf der Zungenmitte mit beiderseitigen Furchen kann auf eine Störung der Bauchspeicheldrüse hinweisen.

→ Sehr dicke – gestaute – und geschlängelte Venen an der Zungenunterseite können ein Indiz für eine Herzschwäche (Herzinsuffizienz) sowie für Krampfadern und Hämorrhoiden sein.

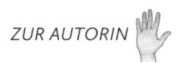

Zur Autorin

Birgit Frohn (geb. 1967) studierte Biologie mit den Schwerpunkten Human- genetik und Pharmakolo- gie in München. Sie pub- liziert seit vielen Jahren erfolgreich als Buchau- torin und Wissenschafts- journalistin mit den Themenschwerpunkten Gesundheit und Medizin, Ernährung und alternati- ve Heilmethoden.

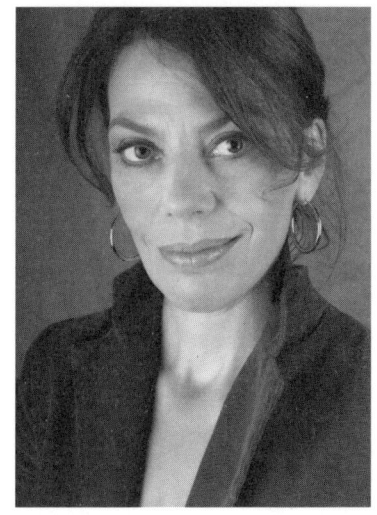

Haben Sie Fragen an den Verlag?
Anregungen zum Buch?
Erfahrungen, die Sie mit anderen teilen möchten?

Nutzen Sie unsere sozialen Netzwerke:
www.mankau-verlag.de/forum

Weitere Bücher von Birgit Frohn

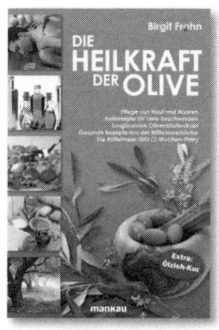

Birgit Frohn
Die Heilkraft der Olive
14,95 € (D) / 15,40 € (A)
Broschur, durchgehend farbig
ISBN 978-3-86374-046-7

Birgit Frohn gibt umfassend Rat, wie das Lebenselixier Olivenöl – innerlich und äußerlich angewandt – Ihre Gesundheit stärken, Beschwerden lindern sowie Haut und Haare pflegen kann.

Außerdem informiert der Ratgeber über die wertvollen Inhaltsstoffe der Früchte und Blätter des Ölbaums und zeigt, worauf man beim Erwerb und beim Umgang mit Olivenöl besonders achten sollte. Gesunde, aber auch überaus schmackhafte mediterrane Rezepte machen die Gesundheitspflege zu einem Hochgenuss.

Darüber hinaus können Sie mit der „Mittelmeer-Diät" – ein detaillierter Speiseplan für zwei Wochen mit genauen Anleitungen und vielen Tipps – viel Gutes für Ihre Gesundheit und Ihre Figur tun.

„Mit etlichen einfachen Rezepten gibt die Biologin Birgit Frohn Tipps für eine gesunde Ernährung, erklärt aber auch gleichzeitig die Geheimnisse der mediterranen Apotheke: Olivenöl hilft bei Husten und Neurodermitis, es lindert Schmerzen bei Rheuma und Prellungen, und es pflegt Haut und Haare. Ein Ratgeber für alle, die ihrer Gesundheit mit Oliven etwas Gutes tun wollen."
La Cucina Italiana

Birgit Frohn
Die Ölzieh-Kur
Einfach und wirksam entgiften
8,95 € (D) / 9,20 € (A)
Taschenbuch, durchgehend farbig
ISBN 978-3-86374-051-1

Das Ölziehen oder „Ölkauen" hat eine lange Tradition, und das in vielen Kulturen: Nicht nur in der russischen Volksmedizin hat sich die Anwendung seit Generationen bewährt; auch in der traditionellen indischen Medizin, dem Ayurveda, gehörte sie stets zum Therapiekanon.

Durch Ölziehen werden gesundheitliche Gefahren im besten Wortsinn an der Wurzel gepackt: Die im Mundraum – insbesondere an den „Zahnherden" – angesammelten Krankheitskeime, Bakterien und Giftstoffe werden an das Öl gebunden und auf diese Weise aus dem Mund entfernt.

Ölziehen dient der umfassenden Gesundheitspflege. Die angesichts ihrer Einfachheit erstaunlich effektive Methode entfaltet ihre positiven Wirkungen auf allen Ebenen des Organismus und hilft Ihnen sowohl bei der Vorbeugung als auch bei der Behandlung zahlreicher gesundheitlicher Beschwerden. Noch wirksamer wird die Ölzieh-Kur mit der passenden Begleitung; deshalb finden Sie im Buch zahlreiche Maßnahmen zur Ergänzung und Unterstützung.

„In ihrem Buch (...) präsentiert (...) Birgit Frohn ausführlich diese Heilmethode, die in der Ayurveda-Medizin schon seit Langem erfolgreich angewendet wird. Außerdem gibt sie zahlreiche Tipps, wie man den Körper unter anderem durch richtige Ernährung, passende Heilpflanzen, Schüßler-Salze und homöopathische Mittel beim Entgiften und Entschlacken unterstützen kann." VITA

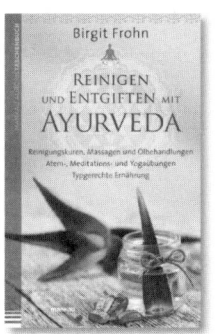

Birgit Frohn
Reinigen und Entgiften mit Ayurveda
Reinigungskuren, Massagen und Öl-
behandlungen · Atem-, Meditations- und
Yogaübungen · Typgerechte Ernährung
9,95 € (D) / 10,30 € (A)
Taschenbuch
ISBN 978-3-86374-150-1

Die Wurzeln der traditionellen indischen Medizin reichen bis ins zweite Jahrtausend vor Christus zurück. Das altbewährte „Wissen vom guten Leben" – das bedeutet der Begriff „Ayurveda" – ist medizinische Lehre und Lebenskunst in einem. Denn obwohl die Medizin einen bedeutenden Stellenwert im Ayurveda hat, ist er nicht nur heilkundlich ausgerichtet. Vielmehr erfassen seine Konzepte alle Aspekte des täglichen Lebens – und finden gleichermaßen bei gesunden wie kranken Menschen Anwendung.

Der ayurvedische Therapiekanon zielt darauf ab, die Doshas, also die Energien des Menschen, ins Gleichgewicht zu bringen und so Körper, Geist und Seele zu stärken, den Menschen zu heilen oder Krankheiten vorzubeugen. Doch damit die vielfältigen Behandlungsmöglichkeiten greifen können, muss am Anfang jeder Therapie die Reinigung des Körpers von Giftstoffen stehen.

Dieser Ratgeber informiert über die Grundlagen der ayurvedischen Philosophie und stellt Reinigungsbehandlungen des Panchakarma vor, die sich auch zu Hause leicht durchführen lassen. Darüber hinaus finden Sie praktische Anleitungen für ayurvedische Massagen, Ölbehandlungen und Entspannungsverfahren und erfahren, wie man durch eine typgerechte Ernährung zu einem gesunden, ausgeglichenen Leben findet.

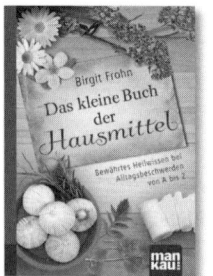

Birgit Frohn
Das kleine Buch der Hausmittel
Bewährtes Heilwissen bei Alltags-
beschwerden von A bis Z
7,99 € (D) / 8,20 € (A)
Kompakt-Ratgeber
ISBN 978-3-86374-264-5

Ob Essigstrumpf zum Fiebersenken oder Zwiebelwickel bei Erkältungen – Großmutter hatte für jede Beschwerde stets ein probates Mittel parat. Dieses tradierte Heilwissen vergangener Tage feiert sein Comeback – als wertvolle und natürliche Möglichkeit zur Erhaltung und Wiederherstellung der Gesundheit. Gerade bei einfachen Alltagsbeschwerden greifen deshalb immer mehr Menschen erst einmal zu altbewährten Hausmitteln.

Doch nicht nur unter medizinischen Laien, sondern auch in Expertenkreisen besinnt man sich auf das heilkundliche Vermächtnis früherer Generationen. Denn der beste Beweis für ihre Wirksamkeit ist die oftmals jahrhundertelange Tradition ihrer erfolgreichen Anwendung.

„Das kleine Buch der Hausmittel" präsentiert die besten und bekanntesten Anwendungen, zusammengetragen aus dem überlieferten Erfahrungsschatz unserer Großmütter und aus alten Arzneibüchern:

→ Passende Hausmittel für die häufigsten Beschwerden
→ Natürliche Förderung der Selbstheilungskräfte
→ Richtiges Verhalten im Krankheitsfall

Nutzen auch Sie die oft erstaunlich einfachen, natürlichen und wirksamen Heilmittel!

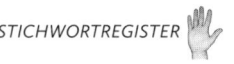

Stichwortregister

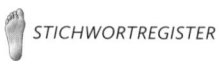 *STICHWORTREGISTER*

Q

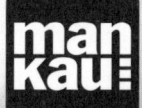
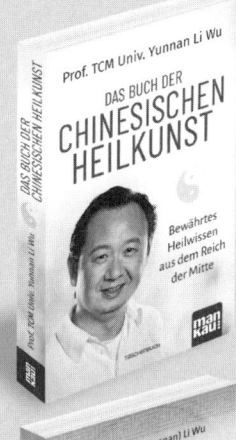

Prof. TCM Univ. Yunnan Li Wu

DAS BUCH DER CHINESISCHEN HEILKUNST

Bewährtes Heilwissen aus dem Reich der Mitte

12,90 € (D) / 13,30 € (A)

ISBN 978-3-86374-538-7

„Ruhe und Bewegung durch Qi Gong, Robustheit und Gelenkigkeit durch die Heilgymnastik Tai Chi Quan möchten viele durch das ganzheitliche Übungssystem erreichen. Im Buch werden dazu eine Vielzahl von Übungen für die Selbstbehandlung genau beschrieben." Das Ärzteblatt Mecklenburg-Vorpommern

„Mit einer Fülle praktischer Anregungen, mit denen Sie sich wieder ins Gleichgewicht bringen können." Fit 50+

Prof. TCM Univ. Yunnan Li Wu

TCM FÜR JEDEN TAG

Entspannt und gesund durch die Woche

9,95 € (D) / 10,30 € (A)

ISBN 978-3-86374-100-6

„‚TCM für jeden Tag' von Prof. Li WU bietet für den interessierten Laien eine Fülle von Übungen und Rezepten. Ob man seine Ernährung auf TCM umstellen möchte, oder Akupressur und Massagen für den Hausgebrauch üben möchte; ob als komplexes Tages- oder Wochenprogramm oder als Einzelanwendung, mit ‚TCM für jeden Tag' wird eine sehr gute Einstiegshilfe gegeben. Und auch wer basierend auf einem fundierten Grundwissen neue Anregungen sucht, kann hier kleine Highlights finden." Stiftung Gesundheit

Prof. TCM Univ. Yunnan Li Wu & Jürgen Klitzner

HEILTEES FÜR KÖRPER, GEIST UND SEELE

Über 300 wirksame Rezepturen aus den traditionellen Heilkulturen Chinas und Europas

20,– € (D) / 20,60 € (A)

ISBN 978-3-86374-089-4

„Kräutertee ist eines der ältesten Heilmittel. Die Autoren - der eine Arzt für traditionelle chinesische Medizin, der andere Apotheker - führen östliches und westliches Wissen zusammen und listen jeweils ein Rezept für Alltagsbeschwerden auf. bella-Fazit: Zum Nachschlagen, Entdecken, Vergleichen – ein rundum gelungener Ratgeber." bella

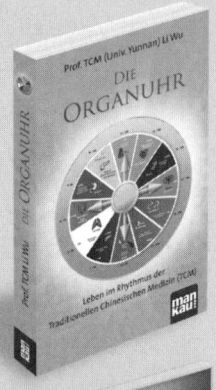

Prof. TCM Univ. Yunnan Li Wu

DIE ORGANUHR

Leben im Rhythmus der Traditionellen Chinesischen Medizin (TCM)

9,95 € (D) / 10,30 € (A)
ISBN 978-3-86374-144-0

„Ein gut nachvollziehbarer und übersichtlicher TCM-Ratgeber, der die Funktionen unserer Organe, ihre Hoch- und Ruhephasen und auch Symptome und Beschwerden beschreibt, sowie heilende Tees, Tai-Chi-Chuan-Übungen und Akupressurpunkte. Sehr empfehlenswert!" Susanne Strobach

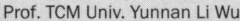

Prof. TCM Univ. Yunnan Li Wu

HERZ-MEDITATION (AUDIO-CD)

Mit einer Einführung von Li Wu

UVP 12,95 € (D/A)
ISBN 978-3-938396-71-1

Die Herz-Meditation ist eine spirituelle Technik, die in früherer Zeit nur durch mündliche Überlieferung weitergegeben und von den chinesischen Schamanen geheim gehalten wurde. Sie stärkt die Kraft, seelisch, geistig oder spirituell miteinander zu verschmelzen und zugleich dem Objekt der Liebe die Freiheit zu geben, es nicht zu vereinnahmen oder in Besitz zu nehmen – es nur zu lieben. Nach einer gewissen Übungszeit werden Sie erleben, wie sich Energie in Ihr Herz ergießt und von hier aus in alle Körperteile lenken lässt. So können Sie die Herz-Meditation auch jederzeit für eine Heilbehandlung einsetzen.

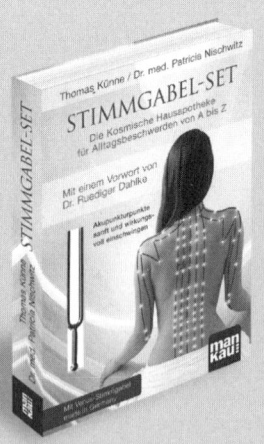

Thomas Künne & Dr. med. Patricia Nischwitz

STIMMGABEL-SET: DIE KOSMISCHE HAUSAPOTHEKE FÜR ALLTAGSBESCHWERDEN VON A BIS Z

Akupunkturpunkte sanft und wirkungsvoll einschwingen.
Mit Venus-Stimmgabel made in Germany und einem Vorwort von Dr. Ruediger Dahlke

27,95 € (D) / 28,80 € (A)
ISBN 978-3-938396-66-7

„Mit dieser Kosmischen Hausapotheke können Sie sich jederzeit selbst etwas Gutes tun. Selbst Dr. Ruediger Dahlke ist begeistert und hat es sich nicht nehmen lassen, höchstpersönlich ein Vorwort zu verfassen." Paracelsus-Magazin.de

„Ein bahnbrechendes Set für die eigene Selbstheilung ohne Nebenwirkung." bewusster leben

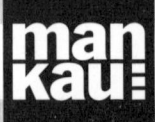